ARCHIV FÜR TIERERNÄHRUNG

BEGRÜNDET VON
ERNST MANGOLD

HERAUSGEGEBEN VON
ANDREAS HOCK und HANS BERGNER

13. BAND

Ausgegeben am 15. 3. 1963

HEFT

1

AKADEMIE-VERLAG · BERLIN

ARCHIV FÜR TIERERNÄHRUNG · 13. BAND NR. 1 · S. 1–62 · BERLIN · 1. JANUAR 1963

INHALT

Zur Veröffentlichung werden angenommen:

Originalmanuskripte, die in anderen Zeitschriften noch nicht veröffentlicht worden sind und in gleicher Form auch nicht in anderen Zeitschriften erscheinen werden. Der Umfang soll höchstens 1 Druckbogen (16 Druckseiten) betragen. Bei umfangreicheren Manuskripten müssen besondere Vereinbarungen mit den Herausgebern und dem Verlag getroffen werden.

Kurze Originalmitteilungen über wesentliche, neue Forschungsergebnisse. Umfang im allgemeinen höchstens 1 Druckseite. Kurze Originalmitteilungen werden beschleunigt veröffentlicht.

Kritische Sammelberichte nach Vereinbarung mit den Herausgebern.

Manuskriptsendungen sind zu richten an die Herausgeber, Prof. Dr. Andreas Hock und Dr. Hans Bergner, Institut für Tierernährungslehre der Landwirtschaftlich-Gärtnerischen Fakultät der Humboldt-Universität zu Berlin, Berlin N 4, Invalidenstraße 42.

Die Verfasser werden gebeten, ihre Manuskripte zweizeilig mit Schreibmaschine geschrieben, druckfertig einzureichen. Das Institut, aus dem die Arbeit stammt, wird mit dem Namen der Autoren im Titel der Arbeit vermerkt. Wünscht der Autor eine andere Anschrift, so kann sie in einer Fußnote angegeben werden.

Am Schluß des Manuskripts soll der Autor seine Ergebnisse diskutieren und kurz zusammenfassen.

Im Manuskript sind Autorennamen einfach zu unterstreichen. Kursivschrift bitten wir zu unterwellen. Kleindruck wird durch einen senkrechten Strich am Rand gekennzeichnet. Literaturangaben erfolgen im Text mit dem Namen des Autors und dem Jahr der Veröffentlichung, bei mehreren Arbeiten im gleichen Jahr zusätzlich mit a, b, c usw. in der Reihenfolge, wie die Arbeiten im Literaturverzeichnis angeordnet sind, z. B. Meyer (1958a). Im Literaturverzeichnis werden die Arbeiten, alphabetisch nach dem Namen des ersten Autors geordnet, in folgender Weise zitiert: Name, Vorname des Autors (bei Frauen ein Vorname ausgeschrieben), Zeitschrift, Band, Seitenzahl, Jahreszahl.

Abbildungen sind auf das unbedingt Notwendige zu beschränken und dem Manuskript gesondert beizufügen. Hinweislinien, Buchstaben usw. sind nur mit Bleistift einzutragen. Bei Fotografien soll hierfür ein Deckblatt verwendet werden. Der Text zu den Abbildungen wird auf einem besonderen Blatt zusammengestellt.

Die Verfasser erhalten von ihren Beiträgen 50 Sonderdrucke kostenlos. Darüber hinaus können bis zu 100 Sonderdrucke gegen Berechnung bezogen werden. Wir bitten, Bestellungen bei Rückgabe der Korrekturfahnen zu übergeben.

Das Archiv für Tierernährung erscheint jährlich in einem Band zu sechs Heften. Herausgeber: Prof. Dr. Andreas Hock und Dr. Hans Bergner, Institut für Tierernährungslehre der Landwirtschaftlich-Gärtnerischen Fakultät der Humboldt-Universität zu Berlin, Berlin N 4, Invalidenstraße 42, Tel.: 42 00 18. Verlag: Akademie-Verlag GmbH, Berlin W 8, Leipziger Straße 3—4, Tel.: 22 04 41, Telex-Nr.: 011773, Postscheckkonto: Berlin 350 21. Bestellnummer dieses Heftes: 1010/XIII/1. Bezugspreis je Heft DM 8,50 zuzüglich Porto und Versandkosten. Veröffentlicht unter der Lizenznummer 1274 des Presseamtes beim Vorsitzenden des Ministerrates. Gesamtherstellung: Druckhaus „Maxim Gorki“, Altenburg.

ARCHIV FÜR TIERERNÄHRUNG

Jahres-Inhaltsverzeichnis

Bd. XIII, 1963

Aus dem Institut für Tierzucht
der Martin-Luther-Universität Halle-Wittenberg
Direktor Prof Dr W WUSSOW

F. GROSSE und H. PFEIFFER

Der Einfluß der Umgebungstemperatur auf die Ansatzleistung, den Futterverbrauch und die Energieverwertung beim Schwein

Einleitung

Mit einer erhöhten tierischen Produktion tritt in der praktischen Landwirtschaft das Problem der Haltung immer mehr in den Vordergrund.

Auf die einzelnen Umweltverhältnisse reagieren die Tiere sehr unterschiedlich. Von den Umweltfaktoren ist neben der Fütterung dem Mikroklima große Beachtung zu schenken. Unsere Haustiere als homoiotherme Tiere müssen einen bestimmten Prozentsatz Energie zur Aufrechterhaltung der Körpertemperatur verwenden. Über die Reaktionsform des Tieres bestimmen die Klimaelemente, die in ihrer Gesamtheit und Wechselwirkung dem Tier unterschiedliche Wärmemengen entziehen. Niedrige Temperaturen mit hoher relativer Luftfeuchtigkeit und starker Luftbewegung entziehen dem Körper große Wärmemengen, während hohe Temperaturen, verbunden mit hoher relativer Luftfeuchtigkeit und Windstille zur Wärmestauung führen können. Je nach der Beschaffenheit des Tieres und den Witterungsfaktoren überwiegt die physikalische oder die chemische Wärmeregulierung. Ein wesentlicher physikalischer Wärmeschutz ist das subkutane Fettgewebe beim Schwein. Bei einem Wärmeüberschuß versucht es, durch Verdunstung von Wasser auf den Schleimhäuten der Atmungswege die überschüssige Wärme abzugeben. Die chemische Wärmeregulierung beruht auf der Erhöhung bzw. Reduzierung des Stoffwechsels [5].

Von den Klimaelementen ist der Temperatur unter den Verhältnissen des gemäßigten Klimas der größte Einfluß auf die Leistung der Schweine beizumessen. Daher soll in der vorliegenden Arbeit die Frage geklärt werden, wie stark der Gesamtansatz, das Ansatzverhältnis, der Nährstoffaufwand und die Energiebilanz durch den Temperaturfaktor beeinflußt werden.

I. Tiermaterial und Methode

Insgesamt wurden 50 Schweine (29 DE, 21 vL)* bis zu einem Mastendgewicht von ca. 115 kg gemästet und anschließend ausgeschlachtet. Es handelt sich um Schweine, die aus Herdbuchzuchten der Bezirke Halle und Magdeburg angekauft wurden. Dadurch war bereits eine Gewähr für ein gesundes und leistungsfähiges Tiermaterial gegeben. Bei der Auswahl wurde auch darauf geachtet, daß es sich um rassetypische Tiere, die in ihrer Entwicklung und im Geschlecht ausgeglichen waren, handelt. Die Fütterung erfolgte einheitlich als Getreideschnellmast. Als Futter wurde Gerstenschrot mit einem dem Gewicht entsprechenden Eiweißzusatz verabreicht. Bei der Versuchsdurchführung wurde auf strenge Einzelhaltung und Einzelfütterung geachtet. 36 Tiere standen während der Sommermonate in einem massiven Stall, die restlichen 14 Schweine waren im Freiluftstall (Abb. 1) in den Monaten von Dezember bis Anfang März untergebracht [1]. Das ergab zwangsläufig zwei Versuchsgruppen.

* DE = Deutsches Edelschwein vL = veredeltes Landschwein

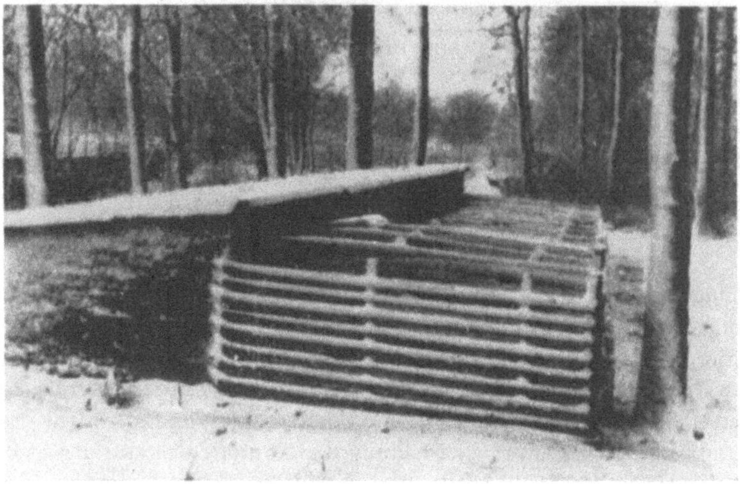

Abb. 1. Unterkünfte der Versuchstiere in Freilufthaltung

Die Schlachtung und Schlachtkörperzerlegung erfolgte nach den bis zum 31. 12. 59 in den staatlichen Mastprüfungsanstalten geltenden Bestimmungen [9]. Besonders interessierte in diesem Zusammenhang der Fettansatz. Zu diesem Zwecke wurde der Fettgehalt des gesamten Schlachtkörpers nach der Methode von WENIGER [7] ermittelt sowie der Trockensubstanzgehalt des *Musculus longissimus dorsi* und der Oberschale des Schinkens bestimmt. Ferner wurde am Anschnitt hinter der 13. Rippe die subkutane und intermuskuläre Fettverteilung im Rückenstück planimetrisch ausgemessen. Darüber hinaus mußten zur Bestimmung der „Lebendmasse leer" die Inhalte des Verdauungstraktus, der Harn- und der Gallenblase ermittelt werden [8].

Die Temperaturablesung wurde dreimal täglich um 6,00, 12,00 und 18,00 Uhr durchgeführt.

II. Auswertung

Bei der Berechnung der täglichen Zunahme und des Futterverbrauches je kg Zunahme sowie des täglichen Futterverzehrs wurde der Masseabschnitt von 40 bis 110 kg zugrunde gelegt. Die Gegenüberstellung des Energieaufwandes zum Energieansatz erfolgte auf der Grundlage der Kalorie.

Folgende Werte wurden für die Nährstoffe in den Futtermitteln herangezogen [2]:

1 g verdauliches	Rohprotein	3,45 Kcal
1 g „	Rohfett	8,36 „
1 g „	N-freie Extr.-Stoffe	3,41 „
1 g „	Rohfaser	2,36 „

Hieraus ergab sich ein Energiegehalt der einzelnen Futtermittel wie folgt:

1 g Gerste für Tiere im Stall	2,4408 Kcal
1 g Gerste für Tiere in Freilufthaltung	2,5328 „
1 g Eiweißmischfutter	2,3850 „
1 g Kleemehl	0,8889 „

Der Energieaufwand wurde ausgedrückt als Aufwand je kg Zunahme in Kcal in dem Masseabschnitt von 40 kg Lebendmasse bis zum Mastende. Der Energieansatz im Masseabschnitt von 40 kg bis Mastende ergibt sich aus folgender Formel [8]:

$$\frac{\text{Lebendmasse leer} \times (\text{Fettgehalt} \times 9451 + \text{Eiweißgehalt} \times 5562)}{100} - 113830$$

Zur Beurteilung der Ansatzverhältnisse wurde der Energieansatz je kg Zunahme, der Energieansatz je Tag und der Ansatz in Prozent zum Aufwand herangezogen. Die Differenzen aller Ergebnisse zwischen beiden Versuchsgruppen wurden auf ihre Signifikanz mit Hilfe des F-Testes geprüft [6].

III. Ergebnisse

Die Ergebnisse über den Einfluß der Temperatur auf die Zunahmen, den Futterverbrauch, den Kalorienaufwand und -ansatz sind in Tabelle 1 zusammengestellt.

Die DE im Stalle waren einer durchschnittlichen Umgebungstemperatur von 21,8 °C, die vL im Stalle von 21,9 °C ausgesetzt. Demgegenüber betrugen die Durchschnittstemperaturen der DE in Freilufthaltung 3,0 °C, der vL 2,6 °C. Die Temperaturdifferenz zwischen den Rassen mit 0,1 bzw. 0,4 °C können als unbedeutend angesehen werden. Dagegen sind die Differenzen zwischen den verschiedenen Haltungsformen von 18,8 °C bei den DE und 19,3 °C bei den vL sehr beachtlich. Die Tiere in Freilufthaltung waren 33 Tage Temperaturen unter 0 °C ausgesetzt.

Die Mittelwerte für die täglichen Zunahmen liegen bei beiden Rassen im Stall über 800 g. Die Verringerung der Leistung der Tiere in Freilufthaltung ist bei beiden Rassen gleich groß, obwohl bei den DE die Differenz dreifach, bei den vL aber nur einfach gesichert ist. Die Ursache liegt in der wesentlich größeren Streuung der vL-Tiere in Freilufthaltung. Diese Gruppe wies sowohl die höchste als auch die niedrigste tägliche Zunahme von allen Außentieren auf.

Bei beiden Rassengruppen war die Differenz des Futterverbrauches je kg Zunahme zwischen den Haltungsformen sehr hoch gesichert. Der etwas niedrigere Futterverbrauch der DE gegenüber den vL im Stall spiegelt sich auch bei der Freilufthaltung im gleichen Maße wider. Bei den vL ist die Streuung wiederum größer als bei den DE.

Der tägliche Futterverzehr beider Rassen war bei niedrigen Temperaturen nur geringfügig höher und nicht signifikant unterschiedlich. Die Werte beider Rassen lagen gleich hoch.

Der Aufwand an Kalorien je kg Zunahme entspricht wegen der einheitlichen Futtermischung in allen Gruppen und Perioden dem Futterverbrauch je kg Zunahme. Auch hier sind die Differenzen zwischen beiden Haltungsformen sehr hoch gesichert. Im Gegensatz dazu konnten beim Ansatz je kg Zunahme keinerlei signifikante Unterschiede errechnet werden. Zwar zeigt die Tendenz einen geringeren Energieansatz je kg Zunahme bei den Tieren der Freilufthaltung. Der tägliche Energieansatz liegt bei beiden Rassen in den verschiedenen Temperaturverhältnissen gleich hoch. Dennoch sind die Unterschiede bei den DE zwischen den Haltungsbedingungen dreifach gesichert, bei den vL wurde nur eine einfache Signifikanz ermittelt.

Auf Grund des hohen Energieaufwandes zeigt der prozentuale Energieansatz bedeutende Unterschiede zwischen Innen- und Außentieren. Zwischen den Rassen bestehen nur unwesentliche Abweichungen.

Tabelle 1

Der Einfluß der Umgebungstemperatur im Masseabschnitt von 40-110 kg auf die Mastleistungen und den Energiehaushalt bei den DE und vL

	$\bar{x}_1$	s_1	$\bar{x}_2$	s_2	F-Test* $\bar{x}_1:\bar{x}_2$
a) DE					
Temperatur in °C	**21,8**		**3,0**		
tgl. Zunahme in g	838 ± 13,5	62,1	699 ± 5,6	14,8	+++
Futterverbrauch je kg Zunahme in kg	3,48 ± 0,039	0,180	4,18 ± 0,057	0,160	+++
tgl. Futterverzehr in kg	2,91 ± 0,025	0,116	2,97 ± 0,033	0,093	–
Aufwand je kg Zunahme in Kcal	9055,48 ± 87,0	398,7	11137,51 ± 149,4	422,6	+++
Ansatz je kg Zunahme in Kcal	4826,80 ± 62,3	285,3	4575,84 ± 162,1	458,5	–
Ansatz je Tag in Kcal	3792,12 ± 82,3	119,2	3173,55 ± 144,2	323,1	+++
Ansatz in % zum Aufwand	53,3 ± 0,830	3,80	41,1 ± 1,27	3,58	+++
b) vL Temp. in °C	**21,9**		**2,6**		
tgl. Zunahme in g	809 ± 17,4	67,2	679 ± 39,0	95,5	+
Futterverbrauch je kg Zunahme in kg	3,54 ± 0,066	0,256	4,30 ± 0,147	0,361	+++
tgl. Futterverz. in kg	2,87 ± 0,032	0,123	2,94 ± 0,075	0,185	–
Aufwand je kg Zunahme in Kcal	9259,62 ± 140,3	543,4	11260,91 ± 307,1	752,3	+++
Ansatz je kg Zunahme in Kcal	4956,50 ± 77,8	301,5	4797,10 ± 188,7	462,2	–
Ansatz je kg in Kcal	3744,73 ± 87,7	339,5	3157,43 ± 177,7	435,4	+
Ansatz in % zum Aufwand	53,7 ± 1,03	3,98	42,8 ± 1,89	4,62	+++

* – = nicht signifikant
\+ = P = 5%
+++ = P = 0,1%

In den folgenden Tabellen sind einige für den Schlachtwert charakteristische Merkmale angeführt. Tabelle 2 zeigt den Einfluß der Umgebungstemperatur auf den Fettgehalt des gesamten Schlachtkörpers und auf den Trockensubstanzgehalt der Oberschale des Schinkens und des langen Rückenmuskels (*M. long. dorsi*).

Zwar zeigen beide Rassen im Durchschnitt höhere Fettgehalte in den Sommermonaten als in der kalten Jahreszeit, doch konnten diese Differenzen wegen der großen Streuung der Einzelwerte nicht gesichert werden. Der bekannte relativ größere Fettansatz beim vL wird auch hier widergespiegelt.

Die Unterschiede im Trockensubstanzgehalt der Oberschale und des *M. long. dorsi* sind zwischen den verschiedenen Umgebungstemperaturen nicht statistisch gesichert. Auch bestehen keine Unterschiede zwischen den Rassen.

Zur Beurteilung der Fettverteilung im Rückenstück hinter der 13. Rippe wurden das subkutane und das intermuskuläre Fettgewebe ausplanimetriert. Die Ergebnisse sind in Tabelle 3 zusammengestellt.

Tabelle 2

Der Einfluß der Umgebungstemperatur im Masseabschnitt von 40—110 kg auf einige qualitative Eigenschaften des Schlachtkörpers bei den DE und vL

	$\bar{x}_1$	s_1	$\bar{x}_2$	s_2	F-Test $\bar{x}_1 : \bar{x}_2$
a) DE					
Temperatur in °C	**21,8**		**3,0**		
Fettgeh. d. ges. Schlachtkörpers in %	38,5 ± 0,495	2,27	36,5 ± 1,32	3,72	—
TS-Geh. d. Oberschale d. Schinkens in %	24,4 ± 0,133	0,608	24,6 ± 0,159	0,450	—
TS-Geh. d. M. long. dorsi in %	26,5 ± 0,246	1,13	26,1 ± 0,252	0,713	—
b) vL					
Temperatur in °C	**21,9**		**2,6**		
Fettgeh. d. ges. Schlachtkörpers in %	39,5 ± 0,615	2,38	38,3 ± 1,50	3,68	—
TS-Gehalt d. Oberschale d. Schinkens in %	24,4 ± 0,198	0,767	24,8 ± 0,295	0,723	—
TS-Geh. d. M. long. dorsi in %	26,8 ± 0,238	0,921	26,7 ± 0,407	0,998	—

Tabelle 3

Der Einfluß der Umgebungstemperatur im Masseabschnitt von 40—110 kg auf die flächenmäßige Ausbildung des Fettgewebes am Querschnitt hinter der 13. Rippe bei DE und vL

	$\bar{x}_1$	s_1	$\bar{x}_2$	s_2	F-Test $\bar{x}_1 : \bar{x}_2$
a) DE					
Temperatur in °C	**21,8**		**3,0**		
Fläche d. subkutanen Fettgewebes in qcm	129,07 ± 2,25	10,3	124,85 ± 6,10	17,3	—
Fläche d. intermuskul. Fettgewebes in qcm	25,31 ± 0,775	3,55	23,35 ± 2,19	6,18	—
b) vL					
Temperatur in °C	**21,9**		**2,6**		
Fläche d. subkutanen Fettgewebes in qcm	139,37 ± 4,27	16,5	129,08 ± 4,88	11,9	—
Fläche d. intermuskul. Fettgewebes in qcm	27,15 ± 1,27	4,90	24,00 ± 0,709	1,74	—

Die Fläche des subkutanen Fettgewebes verringerte sich bei niedriger Umgebungstemperatur. Dabei sind die Differenzen beim vL größer als beim DE. Statistische Sicherungen konnten bei keiner Rasse errechnet werden. Die gleichen Verhältnisse liegen bei der Fläche des intermuskulären Fettgewebes vor.

IV. Diskussion

Die Versuchsbedingungen wurden von vornherein so ausgewählt, daß extreme Temperaturverhältnisse vorlagen, um evtl. Einflüsse besonders eindeutig zu gestalten. Bei so niedrigen Temperaturen wie 3,0 °C setzt die chemische Wärmeregulierung im verstärkten Maße ein [3, 4]. Die hierzu notwendige Energie nimmt das Tier aus den Nährstoffen im Futter oder aus den angelagerten Reservestoffen. Daraus ergibt sich zwangsläufig eine Reduzierung des Gesamtansatzes. Dies bestätigt der Rückgang der täglichen Zunahmen unter den Verhältnissen der Freilufthaltung gegenüber den Bedingungen des Stalles bei annähernd gleich hohem täglichen Futterverzehr. Wenn auch der Leistungsabfall bei DE und vL im Durchschnitt gleich groß ist, so scheint die Reaktion der Tiere auf die Umgebungstemperaturen unterschiedlich stark zu sein, was bei den vL in der wesentlich größeren Streuung der Freiluftgruppe gegenüber der Stallgruppe und bei den DE in der Verringerung der Streuung bei niedrigen Temperaturen gegenüber den höheren zum Ausdruck kommt. Bei annähernd gleichem täglichen Futterverzehr sowohl im Rassen- als auch im Haltungsvergleich liegt der Futterverbrauch bei Temperaturen von etwa 3,0 °C um 0,6—0,8 kg je kg Zunahme höher als bei Temperaturen von etwa 22 °C. Die Ursache für den höheren Futterverbrauch je kg Zunahme ist in dem erhöhten Erhaltungsbedarf einmal durch die Verlängerung der Mastzeit und zum anderen durch die höhere Wärmeproduktion zur Aufrechterhaltung der Körpertemperatur begründet.

Eine weitere Bestätigung gibt der Vergleich des Energiehaushaltes. Bei gleichem Ansatz je kg Zunahme war der Aufwand in Kalorien je kg Zunahme um 23,0 % bei DE und 21,6 % bei vL im Außenversuch höher. Die energetische Verwertung zeigte eine Differenz von etwa 12 %.

PIATKOWSKI [4] kam in seinen Versuchen zu ähnlichen Schlußfolgerungen. Er wies darauf hin, daß die Fette und Kohlehydrate zuerst zur Wärmeerzeugung verbraucht werden und das Protein erst bei Mangel dieser Nährstoffe dazu herangezogen wird. Dies hätte zur Folge, daß der Fettgehalt der Tiere in Freilufthaltung niedriger liegen muß. Diese Tendenz ist im vorliegenden Versuch vorhanden, konnte jedoch statistisch nicht gesichert werden. Der Rückgang des Fettgehaltes bei den DE beträgt 2,0 %, bei den vL jedoch nur 1,2 %. PFEIFFER [3] konnte nachweisen, daß bei Rassen mit steigendem Fettgehalt die Beeinflussung des relativen Fettansatzes durch die Temperatur zurückgeht. Er fand bei DE einen Rückgang um 4,7, bei vL um 2,8 und bei Co nur 0,5 % unter ähnlichen Temperaturverhältnissen. Als Ursache sieht er u. a. die unterschiedlichen Temperamentsäußerungen der Rassen an.

Der Gesamtwassergehalt des reinen Fleisches wurde durch die Umgebungstemperatur nicht beeinflußt. Die gegenläufige Tendenz des Trockensubstanzgehaltes der Oberschale des Schinkens und des *M. long. dorsi* bei unterschiedlichen Umgebungstemperaturen finden in diesem Zusammenhang keine Erklärung.

Zusammenfassung

In der vorliegenden Arbeit sollte ein Beitrag über den Einfluß unterschiedlicher Haltungsverhältnisse auf die Wirtschaftlichkeit der Schweinemast geliefert werden. Hierzu wurden 50 Schweine (29 DE und 21 vL) bei unterschiedlichen Temperaturen gemästet. Folgende Ergebnisse wurden erzielt:

1. Die tägliche Zunahme war bei niedrigen Temperaturen signifikant geringer.
2. Der Futterverbrauch je kg Zunahme stieg wegen der verlängerten Mastzeit und der erhöhten Wärmeproduktion zur Aufrechterhaltung der Körpertemperatur eindeutig an. Er verschlechterte sich bei DE um 20,1 und bei den vL um 21,5 %.

3. Die tägliche Futteraufnahme wurde nicht beeinflußt.
4. Der tägliche Kalorienansatz wurde aber durch niedrige Temperaturen signifikant gesenkt.
5. Die energetische Verwertung des Futters war bei Temperaturen von etwa 3°C um ca. 12% schlechter als bei Temperaturen um 22°C.
6. Der durchschnittliche Fettgehalt sank bei tiefen Temperaturen. Die Differenzen konnten jedoch statistisch nicht gesichert werden. Die gleichen Ergebnisse wurden auch auf dem Wege der Planimetrie erzielt.
7. Der Trockensubstanzgehalt des reinen Fleisches in der Oberschale des Schinkens und im *M. long. dorsi* zeigte keinerlei Veränderungen durch unterschiedliche Temperaturen.

Es muß daher aus betriebs- und nährstoffökonomischen Gründen die Mast von Schweinen während der kalten Jahreszeit in Freilufthaltung abgelehnt werden.

Literaturverzeichnis

[1] BIANCA, W.: Tierzücht. Züchtungsbiol. **61** (1953) 1–24
[2] GROSSE, F.: Mast und -Schlachteigenschaften deutscher Schweinerassen in Reinzucht und Kreuzung. Diss. Halle 1959
[3] PFEIFFER, H.: Die Beeinflussung der Mast- und Schlachtleistungen verschiedener Schweinerassen durch Temperatur, rel. Luftfeuchtigkeit und Luftdruck. Diss. Halle 1961
[4] PIATOWSKI, B.: Arch. Tierern. **8** (1958) 161–181
[5] TANGL, H.: Tierzucht, **10** (1956) 418–423
[6] WEBER, E.: Grundriß der Biologischen Statistik. Verlag G. Fischer — Jena 1957
[7] WENIGER, J. H.: Untersuchungen über die Mast- und Schlachtleistung verschiedener Schweinerassen bei unterschiedlicher Fütterung sowie ihre Futterverwertung. Diss. Halle 1951
[8] WUSSOW, W., u. F. GROSSE: Arch. f. Tierzucht, 2, H. 6, 1959
[9] Richtlinien für die Durchführung der Mastleistungsprüfung in der Schweinezucht. Dtsch. Bauernverl. Berlin 1955

Eingegangen: 24. April 1962

Aus dem Oskar-Kellner-Institut für Tierernährung Rostock
der Deutschen Akademie der Landwirtschaftswissenschaften zu Berlin
(Direktor: Prof. Dr. Dr. h. c. K. NEHRING)

F. WEISSBACH und W. LAUBE

Der Einfluß der unterschiedlichen Futterbefeuchtung auf die Verdaulichkeit einer Mischfutterration bei wachsenden Schweinen

Arbeitstechnische und ökonomische Erfordernisse haben in den letzten Jahren zu einer verstärkten Anwendung der Selbstfütterung in der Schweinemast geführt. Die Entwicklung begann mit der technisch am einfachsten zu lösenden Trockenfütterung aus Automaten. Diese Form der Selbstfütterung setzt aber voraus, daß Trockenfuttermittel, besonders Getreide, die Grundlage der Schweinemast bilden. Abgesehen von der gewerblichen Schweinemast überwiegen jedoch in der Praxis im allgemeinen die wirtschaftseigenen Saftfuttermittel in ihrer Bedeutung. Diese Futtermittel wurden durch die Konstruktion von Automaten für pump- und fließfähiges Futter ebenfalls der Selbstfütterung zugängig. Schließlich sind dann in letzter Zeit auch Vorrichtungen für die Selbstfütterung mit feucht-krümeligem Futter erprobt worden.

In diesem Zusammenhang wurde die Frage aufgeworfen, welcher Befeuchtungsgrad des Schweinefutters für die Aufnahme, Verdauung und Verwertung durch das Tier am günstigsten sei. Nach der heutigen Lehrmeinung gilt noch immer die feucht-krümelige bis dickbreiige Konsistenz als optimal [9, 10, 14]. Dabei bestehen gegen die Trockenfütterung weniger Bedenken, während die „suppige" Form als „nachteilig und unrationell" [1] angesehen wird.

Über neuere Mastversuche zu dieser Frage haben SCHOLZ und SIEGL [11] sowie PIATKOWSKI und OTTO [8] berichtet. Bei Naßfütterung (Trockenfutter: Wasser = 1 : 2—3) wurde im Vergleich zu trockener Automatenfütterung ein größerer Tagesfutterverzehr, höhere Zunahmen und eine bessere Futterverwertung gefunden [11]. Gegenüber der Anwendung von leicht angefeuchtetem Futter bewirkte die Naßfütterung jedoch keine signifikanten Unterschiede in den Zunahmen und in der Futterverwertung [8]. Das Auftreten der Parakeratose scheint durch die Naßfütterung eingeschränkt zu werden [7, 11].

Über die möglichen Auswirkungen einer unterschiedlichen Futterbefeuchtung auf die Verdaulichkeit liegen bisher nur wenige Angaben vor. Der von PIATKOWSKI und OTTO [8] durchgeführte Versuch hat nur beschränkte Aussagekraft, da nebeneinander lediglich je 2 Tiere leicht angefeuchtetes bzw. nasses Futter erhielten. Individuelle Unterschiede zwischen den Einzeltieren können so das Ergebnis verwischen. Deshalb soll hier das Resultat eines Schweineverdauungsversuches mitgeteilt werden, bei dem störende Einflüsse weitgehend ausgeschaltet wurden.

Versuchsmethode und Versuchsdurchführung

Um die individuellen Unterschiede von Tier zu Tier im Verdauungsvermögen eliminieren zu können, war es erforderlich, daß jedes Tier hintereinander das Futter aller 3 vorgesehenen Varianten erhielt.

Die folgenden 3 Varianten wurden geprüft:

Befeuchtungsgrad	Bezeichnung	l Wasser pro kg Trockenfutter
naß	N	2,5
feucht-krümelig	F	1
trocken	T	0

Es waren somit 3 Versuchsperioden notwendig. Da mit wachsenden Schweinen gearbeitet werden sollte, mußte mit einem Ansteigen des Lebendgewichtes im Verlauf der 3 Perioden gerechnet werden. Demnach war auch die Futterration von einer Periode zur anderen bis zum jeweils gleichen Sättigungsgrad zu erhöhen. Die Versuchsanlage mußte deshalb auch den Einfluß der 3 Perioden (bzw. des veränderten Lebendgewichtes) rechnerisch ausschalten lassen. Das alles ist bei einer Anordnung der 3 Varianten und 3 Perioden im lateinischen Quadrat möglich, wobei die einzelnen Fütterungsvarianten im Verlauf der 3 Perioden jeweils auf eine andere Gruppe überwechseln. Versuche im lateinischen Quadrat haben in der Tierversuchstechnik bei ähnlichen Fragestellungen schon wiederholt Anwendung gefunden [3, 12].

Es wurden 9 Borchschweine im Gewicht von rund 40 kg in drei möglichst gleiche Gruppen geteilt, die den Versuch nach folgendem Schema durchliefen:

		Gruppen a	Gruppen b	Gruppen c
Periode	I	N	F	T
	II	F	T	N
	III	T	N	F

Nachwirkungen der einzelnen Varianten auf die jeweils nachfolgende Variante waren bei diesem Versuch nicht zu erwarten, weil jeder der drei 10tägigen Hauptperioden eine Vorperiode von 7 Tagen mit gleicher Fütterung vorausging, so daß also jeweils nur die letzten 10 Tage der insgesamt 17tägigen Versuchsperiode zur Auswertung kamen.

Für den gesamten Versuch wurde ein einheitliches Mischfutter verwendet, das

70% Gerste
19% Weizenkleie
2% Sojaextraktionsschrot
2% Erdnußextraktionsschrot
1% Trockenhefe
3% Fischmehl
2% Tierkörpermehl und
1% Standardmineralstoffgemisch enthielt.

Der Rohnährstoffgehalt des Mischfutters ist in Tabelle 1 angegeben.

Von dieser Mischung erhielten die Tiere aller Gruppen und Varianten in der

I. Periode 1,6 kg,
in der II. Periode 1,8 kg
und in der III. Periode 2,0 kg pro Tag.

Tabelle 1

Rohnährstoffgehalt des Mischfutters in % der Trockensubstanz

Organische Substanz	94,3
Rohprotein	20,0
Rohfett	3,1
Rohfaser	5,6
NFE	65,6
Rohasche	5,7

Die Fütterung erfolgte in 2 Mahlzeiten, wobei die vorgesehene Wassermenge unmittelbar vorher genau abgemessen und mit dem Futter vermengt wurde. Die Zugabe von 1 l Wasser pro kg Trockenfutter ergab feucht-krümelige Konsistenz, die von 2,5 l Wasser pro kg Trockenfutter eine dünnbreiige bis suppige Mischung. Allen Tieren stand vor und während bis kurze Zeit nach der Futteraufnahme genügend Tränkwasser zur Verfügung. In der III. Periode wurde den Tieren zunächst eine etwas höhere Ration als die mitgeteilte angeboten. Einige Tiere ließen jedoch Futerreste zurück, so daß diese Periode neu begonnen werden mußte. Deshalb schloß sich die III. Periode erst nach 7tägiger Pause an die II. an. Im übrigen verlief der Versuch störungsfrei.

Jeweils zu Beginn und am Ende einer Hauptperiode wurden die Tiere nüchtern gewogen. Die Kotsammlung, Analyse der Kot- und Futtermittelproben und die Berechnung der 27 Einzelbilanzen erfolgten in der üblichen Weise. Durch mehrfache Varianzanalyse der Verdauungskoeffizienten wurden die störenden Einflüsse von dem der Varianten statistisch getrennt [2, 6, 13].

Versuchsergebnisse

Aus der folgenden Zusammenstellung gehen die Einzelwerte und die nach verschiedenen Gruppierungen erhaltenen Mittelwerte für die Verdaulichkeit der organischen Substanz hervor.

Betrachtet man die VC der ersten 3 Tiere (Gruppe a) allein, so erkennt man — abgesehen von den etwa gleichbleibenden individuellen Unterschieden zwischen den Tieren — einen recht deutlichen Anstieg der Verdaulichkeit von Periode zu Periode.

Gruppe	a			b			c			Ø
Tier Nr.	1	2	3	4	5	6	7	8	9	der Perioden
		N			F			T		
Periode I	80,6	79,0	80,1	80,3	81,3	80,5	80,6	81,5	83,1	80,8
		F			T			N		
Periode II	82,9	81,1	79,9	82,7	82,7	82,8	82,3	81,6	83,7	82,2
		T			N			F		
Periode III	84,6	83,8	81,1	81,8	83,8	81,8	81,8	82,0	84,0	82,7
Ø der Gruppen:	81,5			82,0			82,3			

Ø der Varianten: N = 81,6 Ø aller Werte 81,9
F = 81,5
T = 82,5

Diese Veränderung kann entweder auf den abnehmenden Wasserzusatz zum Futter, oder auf das Wachstum der Tiere oder aber auf beides zurückzuführen sein. Eine Trennung der Ursachen ist erst unter Zuhilfenahme der anderen beiden Gruppen möglich. Insgesamt zeigen die VC aber ein ausgeglichenes Bild. Für die VC der organischen Substanz ergab sich die folgende Varianztabelle (Tabelle 2).

Tabelle 2

Varianztabelle für VC der organischen Substanz

Streuungsursachen	SQ	FG	s^2	F	$F_{Tabelle}$	P
Total	52,33	26	—	—	—	
Varianten	5,59	2	2,795	5,43	3,74	< 5 %
Perioden	18,50	2	9,250	18,00	11,78	< 0,1%
Einzeltiere insgesamt	21,04	8	2,630	5,12	4,14	< 1 %
Versuchsfehler	7,20	14	0,514	—	—	

Der Einfluß des unterschiedlichen Wasserzusatzes auf die Verdaulichkeit der organischen Substanz läßt sich also nur schwach, die individuellen Unterschiede von Tier zu Tier aber bereits gut und der Einfluß des veränderten Lebendgewichtes der Tiere sehr gut sichern.

Die Differenzen zwischen den Gruppen erwiesen sich dagegen als nicht signifikant, was bedeutet, daß die Reihenfolge, in der die Tiere die Fütterungsvarianten durchliefen, keinerlei Einfluß hatte. Für die anderen Nährstoffe soll die Wiedergabe der Varianztabellen im einzelnen unterbleiben. Allgemein zeigte sich aber, daß außer dem Futterbefeuchtungsgrad die Unterschiede zwischen den einzelnen Perioden zu sichern waren. Zusammenfassend werden deshalb in den folgenden Tabellen 3 und 4 die mittleren Verdauungskoeffizienten in Abhängigkeit von diesen beiden Faktoren angegeben und den Grenzdifferenzen gegenübergestellt.

Tabelle 3

Abhängigkeit der Verdauungskoeffizienten vom Futterbefeuchtungsgrad

Befeuchtungsgrad	l Wasser pro kg Trockenfutter	Verdauungskoeffizienten				
		Organ. Substanz	Rohprotein	Rohfett	Rohfaser	NFE
naß	2,5	81,6	79,5*	71,7	30,5	87,2
feucht	1	81,5	80,4	72,6	27,7	86,8
trocken	0	82,5*	81,5**	74,0	37,2**	87,1
	$GD_{5\%}$	0,7	0,6	3,2	5,8	0,7
	$GD_{1\%}$	1,0	0,9	4,4	7,9	1,0
	$GD_{0,1\%}$	1,4	1,2	6,0	10,6	1,3

* gesichert, **hoch gesichert von „feucht" verschieden

Gruppiert man die Werte nach dem Befeuchtungsgrad, dann zeigt sich, daß die Verdauungskoeffizienten um so höher sind, je weniger Wasser dem Futter zugesetzt wurde. Durch die Trockenfütterung wurde die Verdaulichkeit der organischen Substanz, des Rohproteins und der Rohfaser, wenn auch nur in geringem Ausmaß, so doch mit z. T. hoher statistischer Sicherheit gegenüber der Fütterung in feucht-krümeliger Form verbessert. Die Naßfütterung hatte im Vergleich zur Feucht-krümelig-Fütterung dagegen praktisch keinen Einfluß. Lediglich beim Rohprotein ergab der höchste Wasserzusatz eine nur schwach gesicherte Verdauungsdepression von weniger als 1%. Die Unterschiede in der Verdaulichkeit des Rohfettes waren entsprechend der großen Versuchsfehler nicht gesichert. Aber auch die VC der NFE zeigen trotz geringer Fehlerstreuung keinerlei Beeinflussung durch den Befeuchtungsgrad.

Insgesamt gesehen sind aber die durch den unterschiedlichen Befeuchtungsgrad verursachten Differenzen der Verdaulichkeit besonders bei der organischen Substanz und beim Rohprotein mit rund 1% oder weniger außerordentlich gering.

Tabelle 4
Abhängigkeit der Verdauungskoeffizienten vom Lebendgewicht

Versuchs-periode	Lebend-gewicht	Trocken-futter kg/Tier und Tag	Verdauungskoeffizienten				
			Organ. Substanz	Rohprot.	Rohfett	Rohfaser	NFE
I	43,5	1,6	80,8	78,1	71,1	25,0	86,8
II	51,4	1,8	82,2**	81,0***	74,4	29,5	87,4
III	62,9	2,0	**82,7*****	**82,5*****	72,7	**40,9*****	86,9
	$GD_{5\%}$		0,7	0,6	3,2	5,8	0,7
	$GD_{1\%}$		1,0	0,9	4,4	7,9	1,0
	$GD_{0,1\%}$		1,4	1,2	6,0	10,6	1,3

*** sehr hoch gesichert von I verschieden

In stärkerem Maße wurden die VC durch das Ansteigen des Lebendgewichtes verändert. Das angegebene Gewicht der Tiere ist das Mittel aus den zwei Wägungen am Anfang und Ende der jeweiligen Hauptperiode. Im Verlaufe der Gewichtsveränderung der Schweine von rund 40 auf rund 60 kg verbesserte sich die Verdaulichkeit

der organischen Substanz um 1,9%,
des Rohproteins um 4,4%
und der Rohfaser um 15,9%.

Diese Veränderung ist hoch signifikant. Die Verdauungskoeffizienten des Rohfettes und der NFE wurden durch das Wachstum der Schweine nicht beeinflußt.

Diskussion

Durch die gewählte Versuchsanlage war es möglich, einen Effekt des Futterbefeuchtungsgrades auf die Verdaulichkeit nachzuweisen. Diesem Ergebnis kommt jedoch wegen des geringen Ausmaßes der Unterschiede nur physiologische Bedeutung zu. Für die Belange der Praxis sind so geringe Differenzen völlig bedeutungslos. Nach der Verdaulichkeit zu urteilen, ist somit gegen keine der geprüften Fütterungsformen etwas einzuwenden. Da andererseits auch die zitierten Ergebnisse von Mastversuchen [8, 11] bisher keine negativen Auswirkungen der Naßfütterung gezeigt haben, erscheint es fraglich, ob die Bedenken gegen eine „suppige" Fütterung der Mastschweine noch aufrecht erhalten werden können — es sei denn, man versteht darunter eine Fütterung mit weit größerem als den bisher geprüften Wasserzusätzen (Trockenfutter zu Wasser = 1 : max. 2,5). Der einzige Nährstoff, dessen Verdaulichkeit durch die Naßfütterung im Vergleich zur Trockenfütterung in etwas stärkerem Umfang gesenkt wird, ist die Rohfaser. Dieses Ergebnis deutet sich auch bereits in dem Versuch von PIATKOWSKI und OTTO [8] an. Wegen des geringen Rohfasergehaltes im Schweinefutter ist aber auch dieser Einfluß praktisch ohne größere Bedeutung.

Obwohl Trockenfutter beim Fressen besser eingespeichelt wird [4] und der Schweinespeichel eine diastatische Wirkung hat, wurde die NFE-Verdaulichkeit in keiner Weise beeinflußt. Das ist ein Zeichen dafür, daß die fermentative Leistungsfähigkeit für die Kohlenhydratverdauung auch bei der Naßfütterung und auch bei relativ jungen Schweinen ausreicht.

Interessant ist der signifikante Unterschied zwischen den VC der einzelnen Versuchsperioden. Die Veränderung der Höhe der Futtergaben dürfte dafür nicht entscheidend sein, denn sie wurde dem Wachstum der Schweine mit dem Ziel eines gleichen Sättigungsgrades angepaßt. Selbst wenn das nicht restlos gelungen sein sollte, können die beobachteten VC-Unterschiede kaum auf die Rationsänderungen zurückgeführt werden, weil nach NEHRING [5] bei Schweinen selbst eine Verdoppelung der Futtergabe nur geringfügige Veränderungen der Verdaulichkeit ergab und diese — wenn überhaupt — dann nur in umgekehrter Richtung zu erwarten sind (Verdauungsdepression bei erhöhter Gabe). Da andererseits alle sonstigen Bedingungen während der 3 Perioden konstant gehalten wurden, müssen die Differenzen der VC von einer Periode zur anderen auf das Wachstum und die damit verbundenen Veränderungen des Verdauungsvermögens der Tiere zurückgeführt werden.

Zusammenfassung

1. In einem Verdauungsversuch mit 27 Einzelbilanzen (3 × 3 Gruppen zu je 3 Tieren im lateinischen Quadrat) wurde an wachsende Schweine ein Mischfutter in trockener, feucht-krümeliger bzw. fließfähiger Form verfüttert.
2. Ein Zusatz von 2,5 l Wasser pro kg Trockenfutter hatte keinen wesentlichen Einfluß auf die Verdaulichkeit der Nährstoffe.
3. Bei Trockenfütterung wurden zwar die signifikant höchsten Verdauungskoeffizienten gefunden; die absoluten Differenzen zu den übrigen Fütterungsformen waren aber praktisch bedeutungslos.
4. Als Nebenergebnis zeigte sich ein signifikanter Anstieg der Verdaulichkeit besonders der Rohfaser im Verlaufe des Wachstums der Schweine.

Literaturverzeichnis

[1] KELLNER, O. — M. BECKER: Grundzüge der Fütterungslehre. Paul Parey, Hamburg u. Berlin, 12. Auflage, 1959

[2] LINDNER, A.: Planen und Auswerten von Versuchen. Verlag Birkhäuser, Basel/Stuttgart 1953

[3] LUCAS, H. L.: J. Dairy Sci. **40** (1957) 225—39

[4] MANGOLD, E.: Die Verdauung bei den Nutztieren. Akademie-Verlag Berlin 1950
[5] NEHRING, K.: Lehrbuch der Tierernährung und Futtermittelkunde. Neumann Verlag, Berlin und Radebeul, 7. Aufl., 1959
[6] OTTO, E.: Biometrie. Deutscher Bauernverlag, 1958
[7] PIATKOWSKI, B.: Tierzucht **13** (1959) 164—66
[8] PIATKOWSKI, B., und E. OTTO: Archiv Tierernähr. **9** (1959) 350—68
[9] SCHMIDT, J., J. KLIESCH, u. V. GOERTTLER: Lehrbuch der Schweinezucht. Verlag Paul Parey, Berlin 1945
[10] SCHOLZ, K.: Schweinefütterung in der Praxis. Deutscher Bauernverlag, 1957
[11] SCHOLZ, K., u. O. SIEGL: Die Dtsch. Landwirtsch. **9** (1958) 492—97
[12] THOMPSON, N. R., R. E. BLASER, G. C. GRAF and C. Y. KRAMER: J. Dairy Sci. **38** (1955) 991—996
[13] WEBER, E.: Grundriß der biologischen Statistik. VEB Gustav Fischer-Verlag, 2. Aufl., Jena 1956
[14] ZORN, W.: Schweinezucht. Schweinemast, Schweine-Stall- und Weide-Haltung. Verlag Eugen Ulmer, Stuttgart, 1954

Eingegangen: 19. Oktober 1962

Aus dem Institut der Tierzuchtforschung Dummerstorf b. Rostock
der Deutschen Akademie der Landwirtschaftswissenschaften zu Berlin

B. PIATKOWSKI, H. STEGER und F. PÜSCHEL

Zur praktischen Durchführung von Verdaulichkeitsbestimmungen von Weidegras mit Hilfe von Chromogen an Milchkühen

An Hand zahlreicher Untersuchungen der Literatur wurde nachgewiesen, daß der natürliche Farbstoffgehalt des Grünfutters (Chromogen) als eine brauchbare Indikatorsubstanz zur Bestimmung der Verdaulichkeit von jungem, nicht überständigem und nicht vergilbtem Weidegras herangezogen werden kann. Für die praktische Durchführung der Untersuchung ist die Probenahme von großer Wichtigkeit. Bei bisher durchgeführten Untersuchungen an Einzelkühen gelangten wir zu dem Ergebnis, daß man nur dann zu guten Verdaulichkeitswerten kommt, wenn im Verlaufe des Versuches täglich mehrmals Kotproben gesammelt werden, weil der während eines Tages abgesetzte Kot nicht einheitlich ist. Zur Feststellung der Verdaulichkeit des Futters einer beweideten Fläche schien es uns ratsam, Sammelkotproben von mehreren Tieren einer Herde zur Grundlage der Bestimmung zu verwenden. Es galt deshalb zu klären, wieviel Tiere dazu erforderlich sind und ob es zweckmäßig ist, die Faecesproben gleich rektal oder von frisch abgesetzten Fladen auf der Weide wahllos zu entnehmen. Ohne Zweifel würde eine solche Handhabung die Prozedur des Verfahrens vereinfachen und darüber hinaus Ergebnisse liefern, die sich nicht nur auf ein bestimmtes Weidetier sondern auf einen repräsentativen Teil einer ganzen Herde gründen.

Versuchsmethodik

Die Probenahme des Weidegrases erfolgt auf der beweideten Grünfläche an 3—4 aufeinanderfolgenden Tagen. Und zwar werden an 3 verschiedenen Stellen jeweils 1 m² des Futterbestandes in einer solchen Höhe abgemäht, wie sie etwa dem Abbiß durch die Kühe entspricht. Weiterhin ist darauf zu achten, daß die Proben in ihrer Zusammensetzung möglichst dem von den Weidetieren aufgenommenen Grünfutter entsprechen. Geilstellen und solche Flächen, die einen von den Tieren verschmähten Pflanzenbestand führen, sind nicht auszuwählen. Das geschnittene Gras wird gewogen, eine einwandfreie Durchschnittsprobe 10 Minuten strömendem Wasserdampf ausgesetzt und sofort bei 65 °C im Luftumwälztrockenschrank getrocknet. Das so erhaltene Material von 4 aufeinanderfolgenden Versuchstagen wird zu einer Sammelprobe vereinigt und möglichst fein gemahlen. Die Bestimmung der Chromogenkonzentration erfolgt später wie im Kuhkot nach einer von uns in einer früheren Arbeit ausführlich beschriebenen Methodik (STEGER u. a. 1962). Da nach 36—48 Stunden mit dem Erscheinen des unverdaulichen Anteiles des jeweils aufgenommenen Futters zu rechnen ist, setzten wir mit dem Sammeln des Kotes

48 Stunden nach der 1. Probenahme des Grases auf der Weide ein. Wir verfuhren also nach folgendem Schema:

Versuchstag	1	2	3	4	5
Probenahme:	Futter	Futter	Futter	Futter	—
Probenahme:	—	—	Kot	Kot	Kot

Entsprechend unserer Konzeption wurden dreimal täglich (6,00, 12,00, 18,00 Uhr) von mehreren Tieren rektal Kot entnommen. Gleichzeitig erfolgte über 3 Tage zweimal täglich eine Kotsammlung von frisch abgesetzten Fladen auf der Weide. Die aus den Sammelproben mit Hilfe der Chromogenmethode gefundenen Verdaulichkeitsergebnisse wurden mit denen vom konventionellen Verdauungsversuch verglichen. In weiteren Versuchen sollte die Frage geklärt werden, von wieviel beliebigen Tieren [2, 5, 10] täglich zweimal Kot rektal (vor dem Melken 5.00 und 14.00 Uhr) bzw. von frisch abgesetzten Fladen (auf der Weide zwischen 9.00 und 10.00 Uhr sowie zwischen 16.00 und 17.00 Uhr) entnommen werden muß, um zu brauchbaren Verdaulichkeitswerten zu gelangen.

Ergebnisse

In früheren Untersuchungen (STEGER u. a. 1962) konnten wir zeigen, daß eine einmalige Kotprobenahme von einem Tier für die Bestimmung der Verdaulichkeit nach der Chromogenmethode nicht ausreicht, da der Pigmentgehalt der einzelnen abgesetzten Fladen unterschiedlich ist. Ein quantitatives Kotsammeln wie bei der konventionellen Methode ist ebenfalls nicht erforderlich. Schon Mischproben von einigen an einem bzw. an mehreren Tagen wahllos gesammelten Fladen führten zu brauchbaren Ergebnissen. In Tabelle 1 sind die Resultate aufgeführt, die wir bei einer dreimaligen täglichen rektalen Probenahme bzw. bei einer zweimaligen Probenahme durch wahlloses Aufsammeln frisch gefallener Fladen im Verlauf einer dreitägigen Sammelperiode erhielten. Zum Vergleich sind auch die Verdaulichkeitswerte angegeben, die der konventionelle Versuch ergab.

Tabelle 1.
Verdaulichkeit von Weidegras nach der konventionellen (KM) und Indikatormethode (IM) bei dreitägiger Sammelperiode von wahllos rektal und auf der Weide (Fladen) entnommenen Proben

	Stallkühe	Weidekühe	
	Konvent. Methode	Indikatormethode	
		rektal	Fladen
% Verdaulichkeit	76,7	79,5	
% Verdaulichkeit	76,7	80,2	
$\bar{x}$	76,7	79,8	81,9

Im Vergleich der beiden Methoden fanden wir um 3,1—5,2% höhere Werte bei Weidekühen, ein Ergebnis, das bereits in durchgeführten früheren Untersuchungen vorlag und besprochen wurde (PIATKOWSKI u. a. 1962). Die Verdaulichkeit des

Grünfutters für weidende Tiere ist hier sicher mit etwa 80 % anzusetzen. Des weiteren sollte geklärt werden, wieviel beliebige Tiere zur rektalen Kotentnahme bzw. für die Fladensammlung erforderlich sind, um zu repräsentativen Verdaulichkeitswerten zu kommen. In Tabelle 2 sind die Werte enthalten, die wir mit verschiedenen Tierzahlen bei rektaler Kotentnahme vor dem Melken um 5.00 und 14.00 Uhr und bei Sammlung frisch gefallenen Kotes zwischen 9.00—10.00 und 16.00—17.00 Uhr erhielten. Im konventionellen Verdauungsversuch wurden hier 2 Schafe eingesetzt.

Tabelle 2

Einsatz verschiedener Tierzahlen bei rektaler Kontentnahme und Fladensammlung auf der Weide im Vergleich zu Verdaulichkeitsergebnissen, die im konventionellen Verdauungsversuch mit 2 Schafen erhalten wurden

Methode:	Konv. Verd.-Versuch	Chromogenmethode				
Entnahme	wie üblich	rektal		Fladensammlung auf der Weide		
Tierzahl	2	2	5	2	5	10
1. Versuch	73,1 %	72,2 %	69,4 %	75,0 %	70,2 %	73,0 %
2. Versuch	do	57,7 %	71,8 %	64,4 %	72,3 %	70,9 %

Die Ergebnisse zeigen, daß bei Verwendung von 5 und mehr Tieren mit weitgehend einheitlichen Verdaulichkeitswerten zu rechnen ist, während die Ergebnisse bei nur 2 Versuchstieren stark schwanken. Im großen ganzen stimmen die nach beiden Methoden ermittelten Verdaulichkeiten des Grünfutters gut überein, obgleich die konventionellen Verdaulichkeitsuntersuchungen hier mit Schafen und die nach der Chromogenmethode mit Rindern durchgeführt wurden. Daraus ergibt sich, daß es für die Bestimmung der Verdaulichkeit nach der Chromogenmethode genügt, morgens und abends von mindestens 5 Weidetieren jeweils 5—7 kg Kot (täglich also 10—14 kg) zu sammeln. Morgen- und Nachmittagskot sind gründlich zu mischen und 5 kg zur Sammelprobe zu geben. Diese umfaßt nach 3 Tagen ca. 15 kg Frischkot und dient als Untersuchungsgrundlage. Das einfachere Sammeln frisch gefallener Fladen ist der Entnahme rektaler Kotproben vorzuziehen.

Zusammenfassung

Für die Untersuchungen der Verdaulichkeit von Weidegras mit Hilfe von Chromogen im praktischen Betrieb erweist sich eine tägliche 2malige Kotsammlung auf der Weide von mindestens 5 Kühen als ausreichend. Die Probenahme von Futter und Kot wird beschrieben.

Literaturverzeichnis

PIATKOWSKI, B., K. KASDORFF, H. STEGER und F. PÜSCHEL: Arch. Tierernähr. **9**. 143—152, 1962.

STEGER, H., B. PIATKOWSKI und F. PÜSCHEL.: Arch. Tierernähr. **9**. 121—135, 1962

Eingegangen: 4. Oktober 1962

Aus der Landwirtschaftlichen Versuchsstation Blösien
des VEB Leuna-Werke „Walter Ulbricht" und der
Arbeitsgemeinschaft für Fütterungsberatung,
LPG-Fütterungsberatungsstelle Halle-Lettin

H. WETTERAU und W. HOLZSCHUH

Untersuchungen über den Abbau von Nicht-Protein-Stickstoff-Verbindungen im Pansen der Wiederkäuer

(2. Mitteilung)

Untersuchungen in vitro zur Frage der Ureasewirkung aus Sojaextraktionsschrot auf den Harnstoffabbau

In einer Reihe von Versuchen wurde von uns der Abbau von NPN-(Nicht-Protein-Stickstoff-)Verbindungen, vor allem von Harnstoff, im Pansen der Wiederkäuer untersucht [5, 6]. Die Analysierung von Panseninhalt und peripherem Blut gaben Hinweise auf den Verlauf der Harnstoffhydrolyse in vivo und den Verbleib gewisser aus Harnstoff freiwerdender Ammoniakmengen. Über die Frage der Wirkung beigefütterten ureaseaktiven Sojaextraktionsschrotes auf mögliche Intoxikationen [10, 11, 15, 16] erschienen weitere Untersuchungen am künstlichen Pansen erforderlich.

Im Pansen als einem offenen System findet ständig ein Stoffaustausch statt; demzufolge fehlt die einheitliche Bezugsgröße für quantitative Auswertungen bestimmter Vorgänge. Das erschwert die genaue Erfassung des Ammoniaks, welches aus Harnstoff entsteht. Aus einem künstlichen Pansensystem kann jedoch bei entsprechenden apparativen und methodischen Voraussetzungen nichts verloren gehen, womit die Grundlage für derartige Versuche gegeben ist. Dabei war es unser Bemühen, die Fragestellung der Untersuchungen den Möglichkeiten und Grenzen der in vitro-Methodik anzupassen.

Folgende Fragen wurden für die nachstehend beschriebenen Versuche gestellt:

1. Wie ändert sich der Verlauf des Harnstoffabbaues, wenn Sojaextraktionsschrot mit hoher Ureaseaktivität beigefüttert wird.
2. In welchem Verhältnis steht die Ureaseaktivität des Panseninhaltes zu der des Sojaextraktionsschrotes.
3. Bestehen Unterschiede im zeitlichen Ablauf der Hydrolyse, wenn den Tieren erstmalig Harnstoff angeboten wird, bzw. wenn den Versuchen eine längere Zeit der Gewöhnung der Tiere an Harnstoff vorausging.

In vitro-Methodik und Analytik

Bei der Auswahl der geeigneten Methodik zur Verfolgung des Harnstoffabbaues entschieden wir uns grundsätzlich für das Verfahren von BURROUGHS u. Mitarb. [2], wobei jedoch einige Modifikationen notwendig wurden.

Als Laboratoriumspansen dienten uns 500 ml Zweihals-Rundkolben, die zu mehreren in ein entsprechend dimensioniertes Wasserbad eingesetzt werden konnten. Ein über Kontaktthermometer gesteuertes Relais sorgte zusammen mit einem Rührwerk für die Temperaturkonstanz (39°C) innerhalb der Apparatur. Der mittlere

Tubus jedes Rundkolbens trug einen einfachen Waschflaschenaufsatz, in dessen oberen bzw. mittleren Eingang das zur Aufrechterhaltung der Anaerobiose dienende sterilisierte, vorgewärmte und feuchtigkeitsgesättigte CO_2-Gas durch ein leicht gebogenes bewegliches Kapillarglasrohr eingeleitet wurde, was gleichzeitig eine ausreichende Durchmischung der Fermentationsmasse bewirkte. Die aus dem künstlichen Pansen austretenden Gase wurden vom seitlichen Abgang des Waschflachenaufsatzes in Vorlagen geleitet, womit sowohl ein quantitatives Erfassen eventueller NH_3-Verluste als auch eine Kontrolle des Gasstromes hinsichtlich seiner Gleichmäßigkeit (100—120 Blasen in der Minute) ermöglicht wurde. Der seitliche festverschließbare Tubus der Rundkolben diente zur Beschickung der Gärbehälter und der Entnahme von Proben nach den entsprechenden Fermentationszeiten.

Der zur Anaerobiose notwendige CO_2-Strom ist unmittelbar hinter dem Reduzierventil der CO_2-Flasche und einem Manometer durch Kegelfritten und H_2SO_4-Waschflaschen geleitet und anschließend vorgewärmt worden. Das geschah in mehreren in Reihe geschalteten Intensivkühlern, die ein Umlaufthermostat mit einem ca. 60°C warmen Wasserstrom versorgte. Bei einer kontrollierbaren Temperatur von 36—38°C ist das Gas vor dem Einleiten in die Fermentationskölbchen durch eine ebenfalls im Wasserbad stehende Waschflasche mit *Aqua dest. steril.* geschickt worden, um eine Kompensierung der während des Versuches verdunsteten Wassermengen zu erreichen.

Während der Fermentationsversuche erschien eine ausreichende Abpufferung des Inoculums nötig, die durch prim. Kalium- und sek. Natriumphosphat nach SÖRENSEN vorgenommen wurde. Die Verwendung dieser entsprechend dem Säuregrad der Pansenflüssigkeit gemischten Phosphatpuffer hielt den pH des Versuchsmediums gut auf pH 6,6—6,8, so daß keine titrierbaren Mengen NH_3 aus dem künstlichen Pansensystem entweichen konnten und eine pH-Regulierung unnötig war.

Um während der über einen längeren Zeitraum durchzuführenden in vitro-Versuchsreihen evtl. Einflüsse fütterungsbedingter qualitativ und quantitativ unterschiedlicher Kohlenhydratquellen weitgehend auszuschalten, wurden dem Inoculum stets gleiche Mengen Glukoselösung zugesetzt. In dieser war eine größenordnungsmäßig dem Wiederkäuerspeichel ähnliche Mineralstoffmischung [1] enthalten.

Damit die Verhältnisse im künstlichen Pansensystem den natürlichen Bedingungen weitgehend entsprechen, vermieden wir eine Änderung der Mikroorganismen-Population. Aus diesem Grunde wurde Panseninhalt natürlicher Beschaffenheit verwendet. Um thermophile Mikroorganismen nicht durch zwischenzeitliche Unterkühlungen zu schädigen bzw. die Lebensfähigkeit vieler Bakterien durch längeren Luftzutritt zu beeinträchtigen, wurde die mittels Uteruspumpe bzw. Janet-Spritze und Magen-Schlund-Rohr (MSR) mit Saugkorb gewonnene Pansenflüssigkeit in vorgewärmten Thermosbehältern unter Vermeidung ständigen Luftwechsels aufgefangen. Eine innerhalb weniger Minuten vorgenommene Filtration durch vorgewärmte Jenaer 25 G 1 Glasfritten befreite die Pansenflüssigkeit von groben Futterteilchen und machte spätere Probenahmen durch Abpipettieren möglich, ohne eine Änderung in der Zusammensetzung der Mikroflora zu verursachen. Die filtrierte Pansenflüssigkeit wurde erst in die Rundkolben eingefüllt, nachdem diese mit Kohlensäure durchspült und mit den übrigen Zusätzen (ohne Harnstoff bzw. Soja) versehen waren. Als Versuchsbeginn galt immer der Zeitpunkt der Harnstoff-

bzw. Harnstoff- + Sojaextraktionsschrotzugabe zum Inoculum, die zuletzt vorgenommen wurde.

Das in unseren künstlichen Pansensystemen verwendete Inoculum hatte folgende Zusammensetzung:

20—25 ml einer 2,723%igen KH_2PO_4-Lösung } entsprechend dem pH der
30—25 ml einer 3,56%igen Na_2HPO_4-Lösung } Pansenflüssigkeit
25 ml einer 2%igen Glukose-Lösung (incl. Mineralstoffgemisch)
300 ml filtrierte Pansenflüssigkeit.

Als Zusatz in besonders erwähnten Fällen
25 bzw. 10 ml einer 1%igen Harnstofflösung
1—4 g Sojaextraktionsschrot.

Versuchsplan zur Feststellung der Ureaseaktivität von Pansenflüssigkeit und Sojaextraktionsschrot

Versuch Nr.	Fütterung der Tiere	Zusätze zum Inoculum
1	Ohne Gewöhnung an Harnstoff Harnstoff und Sojaschrot im Futter verabreicht	—
2	Ohne Gewöhnung an Harnstoff	Harnstoff bzw. Harnstoff und Sojaschrot
3	Nach längerer Gewöhnung an Harnstoff Harnstoff und Sojaschrot im Futter verabreicht	—
4	Nach längerer Gewöhnung an Harnstoff	Harnstoff bzw. Harnstoff und Sojaschrot
5	Nach längerer Gewöhnung an Harnstoff	Harnstoff bzw. Harnstoff und Sojaschrot, letzteres in steigenden Mengen
6	Nach längerer Gewöhnung an Harnstoff	Harnstoff bzw Harnstoff und Sojaschrot, letzteres nicht getoastet (grob, fein) oder getoastet (fein)

Als Grundfutter für die Versuchskühe wurden im Versuch 1 Futterrüben und Naßschnitzel, im Versuch 2 Naßschnitzelsilage, im Versuch 3 eingequollene Trockenschnitzel verwendet.

Die Versuche 4—6 wurden nacheinander mit verschiedenem Grundfutter (Maissilage, Grünfutter, eingequollene Trockenschnitzel und proteinarmes Wiesenheu) durchgeführt. Wie später begründet wird, konnten die Ergebnisse der Versuche mit diesen 4 verschiedenen Grundfuttermitteln zusammengefaßt werden.

Kraftfutter in allen Versuchsreihen war eine Mischung aus
49% Trockenschnitzel
23% Gerste
23% Roggen
5% Standardmineralstoffgemisch für Rinder,
die in Mengen von 1—2 kg je Mahlzeit verabreicht worden ist.

Zur Ermittlung der Ureaseaktivität ist eine Reihe von Methoden bekannt, durch welche jedoch zum Teil sehr verschiedene und wenig vergleichbare Ergebnisse erzielt werden [7, 9, 15]. Bei der Feststellung der Ureaseaktivität des von uns verwendeten Sojaextraktionsschrotes wurde so vorgegangen, daß an Stelle der Urease bei Harnstoffkontrollbestimmungen eine bestimmte Menge auf 0,1 mm vermahlenes Sojaextraktionsschrot zugefügt wurde. Um z. B. 2 ml Ureaseextrakt herzustellen, werden 0,2 g Sojabohnenmehl benötigt. Statt des Ureaseextraktes wurde Sojaextraktionsschrot zugefügt, um dessen Harnstoffspaltungsvermögen zu ermitteln. Die Menge des Extraktionsschrotes war äquivalent der Sojabohnenmehlmenge, die zur Herstellung des entsprechenden Ureaseextraktes benötigt wird. Die von uns ermittelte Ureaseaktivität des Sojaextraktionsschrotes wurde in Relation zu einer hochaktiven Urease gebracht. Dabei wurde ein Wirkungsgrad von 79% ermittelt, die Zahl besagt also, daß in der gleichen Reaktionszeit durch Sojaextraktionsschrot im vorliegenden Falle nur 79% der Harnstoffmenge gespaltet werden konnte, wie durch die gleiche Menge, jedoch zu einem Ureaseauszug verarbeiteter vollwertiger unbehandelter Sojabohnen. Eine Vergleichsbestimmung nach einer anderen Methode [15] ergab eine Ureaseaktivität von 106 Ureaseeinheiten. Dieses so charakterisierte Sojaextraktionsschrot wurde in den vorliegenden Versuchen verwendet.

Die Analysen auf Harnstoff- und Ammoniak-N nach den geplanten Fermentationszeiten erfolgten allgemein nach dem Mikrodiffusionsverfahren von CONWAY unter Berücksichtigung der von uns vorgenommenen Modifikationen [5]. Der pH wurde mittels Glaselektrode in Pansenflüssigkeit und Gesamt-Inoculum kontrolliert[1].

Ergebnisse der experimentellen Untersuchungen

Versuch 1

In dieser Reihe wurde Pansenflüssigkeit von Kühen, die vorher noch keinen Harnstoff im Futter bekommen hatten, in kurzfristigen Fermentationsversuchen (90 Minuten) auf ihre Ureaseaktivität, d. h. auf ihr Vermögen, eine bestimmte Menge Harnstoff zu hydrolysieren, geprüft. Den Kühen war erstmalig 15 Minuten vor der Pansenflüssigkeitsentnahme je 75 g Harnstoff gefüttert oder in wäßriger Lösung per MSR appliziert worden.

Diese in vitro-Versuche wurden gleichzeitig mit 2 Ansätzen durchgeführt. In den Ansätzen A wurde Pansenflüssigkeit solcher Tiere bebrütet, die kein Sojaextraktionsschrot im Futter erhalten hatten, während für die Fermentationskolben B Pansensaft von Kühen herangezogen wurde, die je Mahlzeit 300 g Sojaextraktionsschrot zugefüttert bekamen.

Die Ergebnisse sämtlicher Ansätze, die dreifach wiederholt wurden, zeigten die gleiche Tendenz. Es wurden lediglich Unterschiede in den Anfangs-NH_3- und -Harnstoffwerten der Pansenflüssigkeit gefunden, die ihre Ursache in der Art der Verabreichung bzw. der Zeitspanne bis zur Probenahme haben.

Eine Prüfung der einzelnen Mittelwerte nach den vergleichbaren Fermentationszeiten (z. B. 15 Minuten, 30 Minuten usw.) auf gesicherte Differenzen brachte kein positives Ergebnis.

[1] Für die technische Mitarbeit bei den vorliegenden Versuchen danken wir Frau K. KLOSE, Frau B. WANDKOWSKY und Herrn E. BOLDT

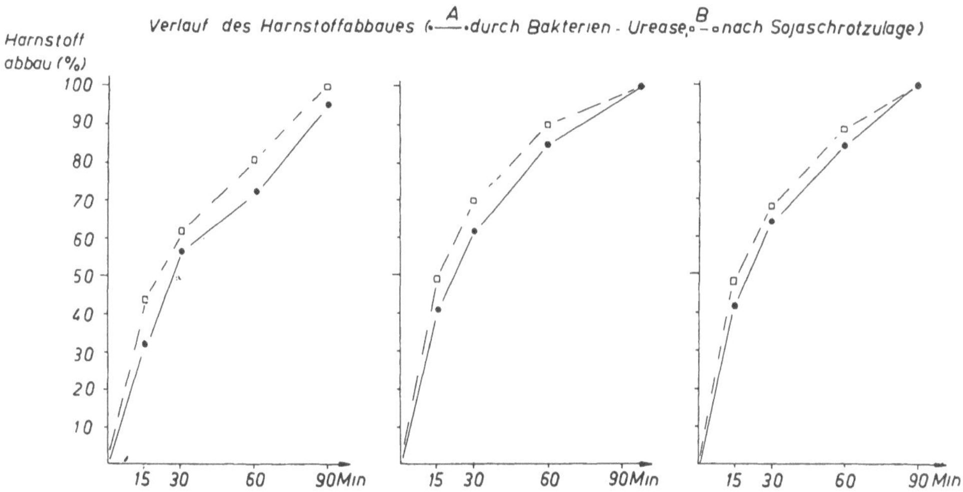

Abb. 1 Abb. 2 Abb. 3

Abb. 1. Ohne Gewöhnung an Harnstoff (Sojaschrot im Futter verabreicht)
Abb. 2. Ohne Gewöhnung an Harnstoff (Sojaschrot dem Inoculum zugesetzt)
Abb. 3. Nach längerer Gewöhnung an Harnstoff (Sojaschrot im Futter verabreicht)

In der graphischen Darstellung 1 wird der prozentuale Harnstoffabbau aufgezeigt, im Falle A allein durch Ureaseaktivität der Pansenflüssigkeit hervorgerufen, bei B durch die Ureaseaktivität von Pansenflüssigkeit und Sojaextraktionsschrot.

Ohne vorherige Gewöhnung an Harnstoff waren also bei den Vergleichsansätzen A und B im Durchschnitt folgende Mengen des anfangs nachgewiesenen Harnstoffes abgebaut (in %):

	A (ohne Soja)	B (mit Soja)	Steigerung durch Soja-Urease
nach 15 Minuten	32,0	43,7	11,7
nach 30 Minuten	56,8	62,1	5,3
nach 60 Minuten	72,4	80,8	8,4
nach 90 Minuten	95,1	100,0	4,9

Die Pansenflüssigkeit der mit Sojaextraktionsschrot gefütterten Tiere hydrolysierte demnach in den ersten 15 Minuten 11,7% mehr Harnstoff als Pansenflüssigkeit solcher Tiere, die ohne Sojaextraktionsschrot im Futter waren. Bei den nächsten Probenahmen war der Effekt schon nicht mehr so groß und betrug nach 90 Minuten nur mehr etwa 5%.

In einer zusätzlichen Versuchsreihe wurde ein langfristiger Fermentationsversuch (24 Std.) angeschlossen, in welchem ähnliche Ergebnisse wie die von PEARSON und SMITH [12] und ROJAHN [13] gefunden wurden. Die Sojaextraktionsschrotbeifütterung zeigte dabei keinen deutlichen Einfluß.

Versuch 2

Um zu zeigen, daß die in den ersten Versuchen gefundene Steigerung des Harnstoffabbaus durch beigefüttertes Sojaextraktionsschrot bewirkt wurde, ist in diesen Versuchen Pansenflüssigkeit von Tieren, die weder Harnstoff noch Sojaextraktionsschrot im Futter erhalten hatten, verwendet worden. Bei den Varianten A wurden zu Beginn des Versuches 25 ml einer 1%igen Harnstofflösung dem Inoculum zugesetzt, bei B zu gleichen Harnstoffmengen außerdem noch 1 g unbehandeltes Sojaextraktionsschrot. In der Abbildung 2 ist der Verlauf des Harnstoffabbaues dargestellt.

Es waren vom zugestzten Harnstoff demnach durchschnittlich in den Ansätzen

	A (ohne Soja)	B (mit Soja)	Steigerung durch Soja-Urease
nach 15 Minuten	40,7 %	49,3 %	8,6 %
nach 30 Minuten	61,9 %	69,9 %	8,0 %
nach 60 Minuten	84,9 %	89,6 %	4,7 %
nach 90 Minuten	100,0 %	100,0 %	–

abgebaut worden. In diesem ebenfalls dreifach wiederholten Versuch wurde demnach grundsätzlich der Einfluß der im Sojaextraktionsschrot enthaltenen Urease bestätigt. Der Effekt der Steigerung des Abbaus durch Soja-Urease ließ hier mit zunehmender Fermentationszeit stärker nach als im Versuch 1.

Versuch 3

In diesen Fermentationen sollte geprüft werden, ob die gleiche Wirkung des Sojaextraktionsschrotes, wie sie in den Versuchen 1 und 2 gefunden wurde, auch dann noch nachzuweisen ist, wenn die die Pansenflüssigkeit liefernden Kühe über mehr als 14 Tage bereits an Harnstoff (75 g je Mahlzeit im Kraftfutter) gewöhnt worden sind. Dabei unterschied sich wieder die Pansenflüssigkeit für die Ansätze A darin, daß sie von Tieren stammte, die Harnstoff ohne Sojaschrot zu fressen bekamen, während die Pansenflüssigkeit für die Fermentationen B von solchen Kühen gewonnen wurde, die Harnstoff zusammen mit Sojaextraktionsschrot im Futter vorgelegt bekommen hatten.

Die Pansenflüssigkeitsentnahme erfolgte etwa 15 Minuten nach Applikation von 75 g Harnstoff in wäßriger Lösung per MSR bzw. nach Aufnahme der gleichen Menge Harnstoff im Kraftfutter. Der Harnstoffabbau, bezogen auf den anfangs in den künstlichen Pausensystemen nachgewiesenen Gehalt, betrug in den einzelnen Zeitintervallen im Durchschnitt der 4 Einzelversuche bei den Varianten A und B

	A	B	Steigerung durch Soja Urease
nach 15 Minuten	42,4 %	48,5 %	6,1 %
nach 30 Minuten	64,6 %	68,0 %	3,4 %
nach 60 Minuten	85,0 %	88,7 %	3,7 %
nach 90 Minuten	100,0 %	100,0 %	–

Durch längere Gewöhnung an Harnstoff scheint demnach eine gewisse Veränderung in der Mikroorganismenpopulation des Pansens eingetreten zu sein, die sich im Versuch 3 gegenüber Versuch 1 in einer erhöhten Ureaseaktivität der Pansenflüssigkeit ausdrückte. Demzufolge fiel der Anteil Harnstoff, der durch Soja-Urease gespalten wurde, auf etwa die Hälfte.

Versuche 4—6

Aus der nachstehenden Tabelle 1 können die Variationen der Ansätze für die Versuche 4, 5 und 6 entnommen werden.

Tabelle 1
Plan der Harnstoffabbau-Versuche im künstlichen Pansen

Versuchsreihe	4				5				6			
Ansatz Zusammensetzung des Gesamt-Inoculums:	A	B	C	D	A	B	C	D	A	B	C	D
Glukose (+ Mineralstoffe)	25	25	25	25	25	25	25	25	25	25	25	25
Puffer (gesamt) ml	50	50	50	50	50	50	50	50	50	50	50	50
Pansenflüssigkeit ml	300	300	—	300	300	300	300	300	300	300	300	300
Harnstoff (1%ig) ml	10	10	10	—	10	10	10	10	10	10	10	10
Sojaextraktionsschrot (roh, fein) g	—	1	1	—	—	1	2	4	—	1	—	—
Sojaextraktionsschrot (roh, grob) g	—	—	—	—	—	—	—	—	—	—	—	1
Sojaextraktionsschrot (getoastet, fein) g	—	—	—	—	—	—	—	—	—	—	1	—
Wasser ml	—	—	300	10	—	—	—	—	—	—	—	—

Jeder Versuch wurde bei verschiedenem Grundfutter wiederholt und die Pansenflüssigkeit in allen drei Versuchen immer von den gleichen Tieren entnommen.

Die Versuchstiere erhielten zusätzlich zum Kraftfutter regelmäßig Harnstoff, jedoch mehrere Stunden vor der Pansenflüssigkeitsentnahme, so daß nur in wenigen Fällen vor der Harnstoffzugabe zum Inoculum noch geringe Reste des gefütterten Harnstoffes nachgewiesen werden konnten. Als Grundfutter wurden, wie bereits erwähnt, bei den Wiederholungen entweder Maissilage, Grünfutter, gequollene Trockenschnitzel oder Wiesenheu verabreicht; das Kraftfutter entsprach in Menge und Zusammensetzung immer dem der Versuch 1 — 3.

Ein signifikanter Einfluß der von uns verwendeten Grundfuttermittel auf den Verlauf des Harnstoffabbaues war nicht nachweisbar. Entsprechend dem pH-Wert der Pansenflüssigkeit wurde der pH-Wert des Gesamt-Inoculums eingestellt. Damit wurde dem unterschiedlichen pH-Wert bei verschiedenem Grundfutter Rechnung getragen.

Unterschiedliche Ammoniakkonzentrationen in der Pansenflüssigkeit sind die Ursache verschieden hoher Ammoniakgehaltswerte am Anfang der Fermentationsversuche.

Auf Grund der Analysen unmittelbar nach Zusatz des Harnstoffes zum Gesamt-Inoculum ergab sich, daß im Versuch 4 95,2% des zugefügten Harnstoffes bestimmt werden konnten. Die entsprechenden Zahlen für Versuch 5 und 6 waren 94,8% und 97,6%. Geringe Zeitdifferenzen zwischen der Zugabe des Harnstoffes und seiner Wiederbestimmung aus der homogenen Gärmasse müssen zusammen mit geringen Ungenauigkeiten in der Analyse als Ursache dieser Fehler angesehen werden. Auf Grund der Übereinstimmung der Ergebnisse bei verschiedenem Grundfutter werden nur die Durchschnittswerte mitgeteilt.

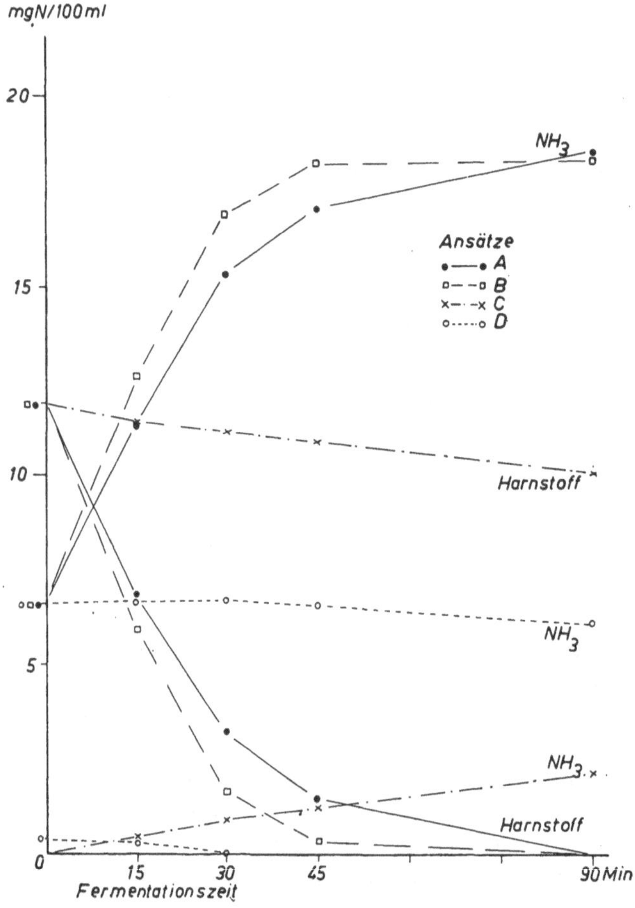

Abb. 4. Verlauf des Harnstoffabbaues und der Ammoniakbildung im Versuch 4

Die Ergebnisse des Versuches 4 ließen beim Ansatz A (der ebenso wie Ansatz B auch bei Versuch 5 und 6 zum Vergleich wiederholt wurde) einen raschen Abbau des Harnstoffes erkennen, der nach 15 Minuten bereits 42,3% und nach 30 Minuten 72,9% betrug. Die Proben 45 Minuten nach Zugabe des Harnstoffes zeigten eine 87,3%ige Hydrolyse; nach 90 Minuten konnte kein Harnstoff mehr nachgewiesen werden. Die Zugabe von 1 g Sojaextraktionsschrot zum Gesamt-Inoculum (Ansatz B) ergab nach den entsprechenden Fermentationszeiten einen Abbau von 50,3, 86,0, 97,4 und 100%, woraus sich eine Steigerung um 8,0—13,1% errechnen läßt (s. Abb. 4).

Die Hydrolyse des Harnstoffes durch die im Sojaextraktionsschrot enthaltene Urease allein (Ansatz C), also ohne Pamsenflüssigkeit, zeigte nach 15 Minuten den Wert von 3,9% und stieg über 6,6 bzw. 8,9% nach 90 Minuten auf 15,7%. Entsprechend dieser Harnstoffspaltung ließ sich eine Zunahme des NH_3-Gehaltes im Gärmaterial nachweisen. Der pH-Wert im Inoculum war genau wie bei den Vergleichs-Ansätzen A und B auf 6,6–6,8 eingestellt, was nicht genau dem pH-Optimum der Urease (pH 7,7–7,8) entspricht [15] und möglicherweise zusammen mit dem Verdünnungseffekt [9] bzw. einer Hydrolyseverzögerung durch Phosphat [4] als Ursache der geringen Wirkung anzusehen ist.

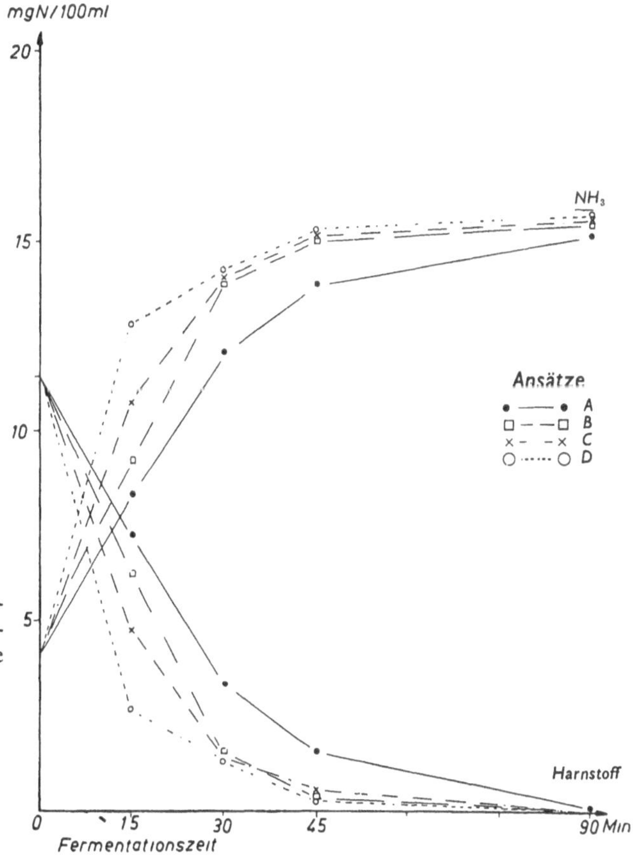

Abb. 5. Verlauf des Harnstoffabbaues und der Ammoniakbildung bei Zugabe von 1–4 g Sojaextraktionsschrot (Versuch 5)

Der Verlauf der Ammoniak-N-Kurve zeigt im Ansatz D (ohne Harnstoffzugabe) nach einem durch Spaltung einer geringen Futterharnstoff-Restmenge bewirkten kleinen Anstieg einen gleichmäßigen schwachen Abfall. Die Summe von Harnstoff-N und NH_3-N wurde von der 45. Minute an zunehmend kleiner, so daß die Differenz gegenüber der Ausgangsmenge (Harnstoff-N + NH_3-N) ständig größer wurde, was auf eine Fixierung des N für die Bakterieneiweißsynthese hinweist.

Bei Zugabe von Sojaextraktionsschrot wird die Summe Harnstoff-N + NH_3-N größer als die Anfangsmenge, weil NH_3 aus dem Rohprotein des Sojaextraktionsschrotes [8] abgespalten wurde. Erst von der 60. Minute an ist kein Anstieg mehr zu ermitteln, da sich vermutlich bis zum Versuchsende ein Gleichgewicht zwischen Katabolismus und Anabolismus eingestellt hat.

Wie in der eben besprochenen Versuchsanstellung läßt auch im Versuch 5 der Ansatz A einen schnellen Abbau des zugesetzten Harnstoffes erkennen, der nach 15 Minuten 36,8 %, nach 30 Minuten 70,6 %, nach 45 Minuten 86,0 %, nach 90 Minuten 98,7 % betrug. Die Zulage von einem Gramm ungetoastetem feingemahlenem

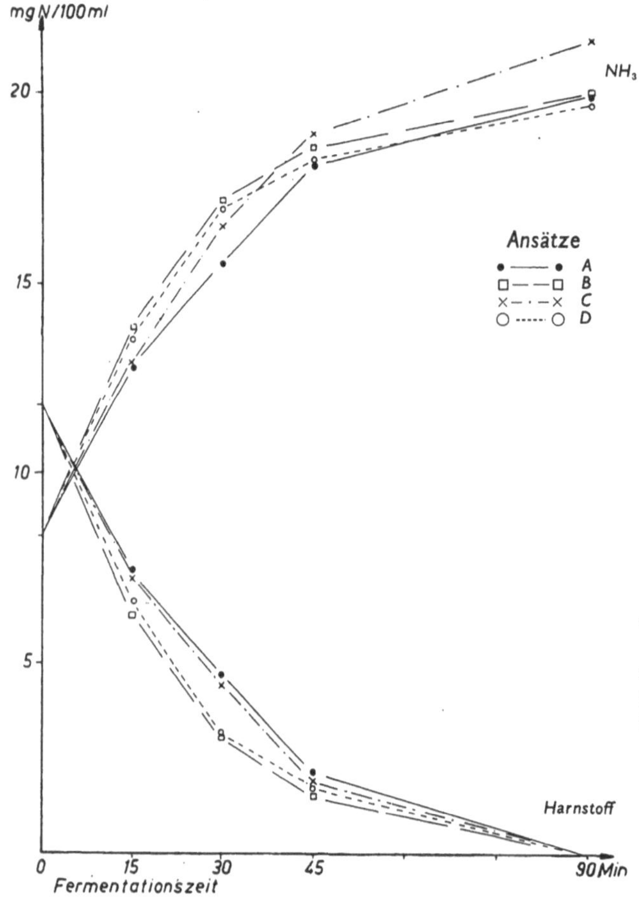

Abb. 6. Harnstoffabbau und Ammoniakbildung nach Zugabe von rohem (fein/grob) oder getoastetem Sojaextraktionsschrot (Versuch 6)

Sojaextraktionsschrot (Ansatz B) erhöhte den Abbau in den vergleichbaren Zeitintervallen auf. 45,5, 86,5, 96,2 und 100 %. Während also durch 1 g Sojaextraktionsschrot innerhalb der ersten 15 Minuten rund 8,7 % mehr Harnstoff hydrolisiert wurden, erhöhte sich diese Quote nach Zulage von 2 g Sojaextraktionsschrot (Ansatz C) auf 21,6 %. Das zweite Gramm Sojaextraktionschrot spaltete demnach rund 13 % mehr Harnstoff als das erste. Eine Verdoppelung der Sojaextraktionsschrotmenge auf 4 g je Fermentationsgefäß (Ansatz D) trug zu einer weiteren Beschleunigung des Harnstoffabbaues bei. Wenn, wie im Ansatz D, zu einem Teil Harnstoff die vierzigfache Menge Sojaextraktionschrot zugegeben wird, konnte die

Menge des in 15 Minuten hydrolysierten Harnstoffes verdoppelt werden. Erst bei diesem Verhältnis von Harnstoff zu Sojaextraktionsschrot war die Ureaseaktivität des letzteren größer als die der Pansenflüssigkeit (s. Abb. 5).

Die Fragestellung für Versuch 6 sah vor, dem rohen ungetoastetem Sojaextraktionsschrot solches gleichen Mahlungsgrades, jedoch nach Dampferhitzung (15 Minuten bei 120—130 °C und 1,8 atü) gegenüberzustellen. Desgleichen sollte die Wirkung der Feinvermahlung erfaßt werden. Demzufolge wurde auch rohes Sojaextraktionsschrot in der ursprünglichen groben Beschaffenheit (unvermahlen) mit eingestzt.

Die Ergebnisse zeigen in den Kontrollansätzen A und B vergleichbare Werte zu den vorhergehenden Reihen. Das unbehandelte grobe Sojaextraktionsschrot (Ansatz D) hatte anfangs nicht ganz die gleiche Aktivität wie das feingemahlene, während die zusätzliche Harnstoffspaltung nach Zugabe von dampferhitztem Sojaextraktionsschrot (Ansatz C) so gering war, daß eine Steigerung des Harnstoffabbaues im künstlichen Pansen nicht festgestellt werden konnte (s. Abb. 6).

Die Summe des Harnstoff- und Ammoniak-N-Gehaltes im Inoculum zeigte bei Verwendung von getoastetem Sojaextraktionsschrot einen stärkeren und bis zur 90. Minute anhaltenden Anstieg als bei Verwendung von ungetoastetem Sojaextraktionsschrot. Das weist auf abgespaltenen Stickstoff aus den NPN-Verbindungen des Sojaextraktionsschrotes [8] hin. Bei den Ansätzen A, B, und D nahm der Harnstoff-+Ammoniak-N-Gehalt in der Gärmasse von der 45. Minute an auf Grund der durch die Pansenbakterien bewirkten Fixierung als Bakterienprotein langsam ab.

Diskussion der Ergebnisse

Die Ergebnisse unserer Versuchsreihen am künstlichen Pansen ließen eine hohe Ureaseaktivität der Pansenflüssigkeit erkennen. Unterschiedliches Grundfutter der Versuchskühe bewirkte nur geringe Veränderungen der Aktivität der Pansenflüssigkeit. Wenn dem Inoculum Pansenflüssigkeit solcher Kühe zugesetzt wurde, die noch nie vorher Harnstoff erhalten hatten, konnten in den ersten 15 Minuten der Fermentation 32,0 % des Harnstoffes hydrolysiert werden, während nach längerer Gewöhnung der gleichen Tiere an Harnstoff bereits 42,4 % im selben Zeitraum gespalten wurden (Versuch 1 und 3). Nach einer 30minütigen Fermentation lagen die vergleichbaren Werte bei 56,8 % bzw. 64,6 %. Die Steigerung der Harnstoffspaltung betrug infolge Gewöhnung nach 15 Minuten etwa 10 %, nach 30 Minuten rund 8 %.

Auf Grund der Ergebnisse ist anzunehmen, daß durch die Gewöhnung der Kühe an Harnstoff eine qualitative und quantitative Veränderung der Zusammensetzung der Pansenmikroben eingetreten ist. Die Pansenflüssigkeit hat dadurch eine höhere Ureaseaktivität erlangt. Nach ROJAHN [14] kann diese höhere Aktivität auf eine schnellere Überwindung der Reizschwelle zur Bildung der Urease zurückgeführt werden. Ferner wird infolge der Gewöhnung der Kühe an Harnstoff die Zahl der zur Ureasebildung befähigten Mikroben vermehrt. Beide Faktoren ergeben eine adaptive Wirkung auf die Ureasebildung.

Wurde den Kühen je Mahlzeit 300 g Sojaextraktionsschrot verabreicht, spaltete deren Pansenflüssigkeit etwa 12 % mehr Harnstoff in den ersten 15 Minuten gegenüber solcher Pansenflüssigkeit von Kühen, die kein Sojaextraktionsschrot beigefüttert bekamen. Nach Gewöhnung an Harnstoff betrug die Steigerung nur noch rund 6%.

Bei Versuch 2, in dem Pansenflüssigkeit von Kühen ohne Sojaextraktionsschrot im Futter und ohne Gewöhnung an Harnstoff verwendet wurde, ergab sich durch 1 g zugesetztes Sojaextraktionsschrot in den ersten 15 Minuten eine um rund 9% gesteigerte Harnstoffspaltung. Nach längerer Gewöhnung an Harnstoff wurde die Hydrolyse im gleichen Zeitraum um durchschnittlich 9% gesteigert (Versuche 4—6). Wurde die gleiche Menge Sojaextraktionsschrot dem Ansatz (Versuch 4 D) zugefügt, der keine Pansenflüssigkeit, dafür aber Aqua dest. steril. sowie sämtliche übrigen Bestandteile enthielt, sind innerhalb 15, 30, 45 und 90 Minuten nur 3,9, 6,6, 8,9 bzw. 15,7% des zugesetzten Harnstoffes gespalten worden. Auf die Bedeutung des pH für eine optimale Ureaseaktivität wurde schon oben hingewiesen.

In den Tabellen 2 und 3 werden die Ergebnisse der Ansätze 4 A—6 A und 4 B bis 6 B zusammengefaßt:

Tabelle 2

Durchschnittswerte aus den Versuchen 4 bis 6 für die Harnstoffspaltung, die durch die Urease der Pansenflüssigkeit bewirkt wurde (in % des anfänglichen Harnstoffgehaltes)

Fermentationsdauer (Minuten)	15	30	45	90
Versuch 4 A	42,3	72,9	87,3	100
Versuch 5 A	36,8	70,6	86,0	98,7
Versuch 6 A	37,2	59,9	81,8	100
Durchschnitt	38,8	67,8	85,0	99,6

Tabelle 3

Durchschnittswerte aus den Versuchen 4 — 6 für die zusätzliche Hydrolyse des Harnstoffes durch Soja-Urease (Differenz zur Ureasewirkung der Pansenflüssigkeit)

Fermentationsdauer (Minuten)	15	30	45	90
Versuch 4 B	8,0	13,1	10,1	—
Versuch 5 B	8,7	15,9	10,2	1,3
Versuch 6 B	9,7	14,5	5,4	—
Durchschnitt	8,8	14,5	8,6	0,4

Die Differenz wird also bis zur 30. Minute zunehmend größer und nimmt bis zum Ende der Fermentationszeit wieder ab (Abb. 7).

Die Mengen des zugesetzten Sojaextraktionsschrotes waren dabei so bemessen, daß sie etwa dem 4 bzw. 10fachen der Harnstoffmenge entsprachen, womit wir den Bedingungen möglichst nahe kommen wollten, wie sie in der Praxis im Rindermischfutter vorgelegen haben. Erst wenn der Sojaextraktionsschrotanteil auf das 20- bis 40fache (2—4 g Sojaextraktionsschrot je Ansatz) der Harnstoffgabe erhöht wurde, konnte eine wesentliche Beschleunigung der Harnstoffhydrolyse festgestellt werden (s. Abb. 8).

Hervorzuheben ist die Verdoppelung der Abbaugeschwindigkeit des Harnstoffes in den ersten 15 Minuten bei Zugabe von 4 g feingemahlenem ungetoastetem Soja-

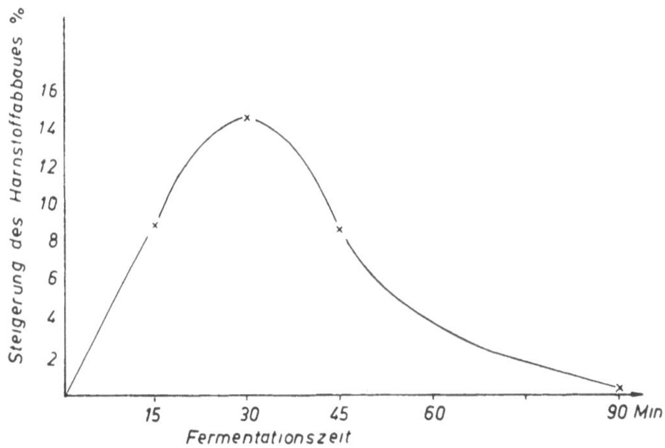

Abb. 7. Steigerung des Harnstoffabbaues durch zugesetztes Sojaextraktionsschrot im Verlauf der Fermentationen (∅-Werte Versuch 4–6B)

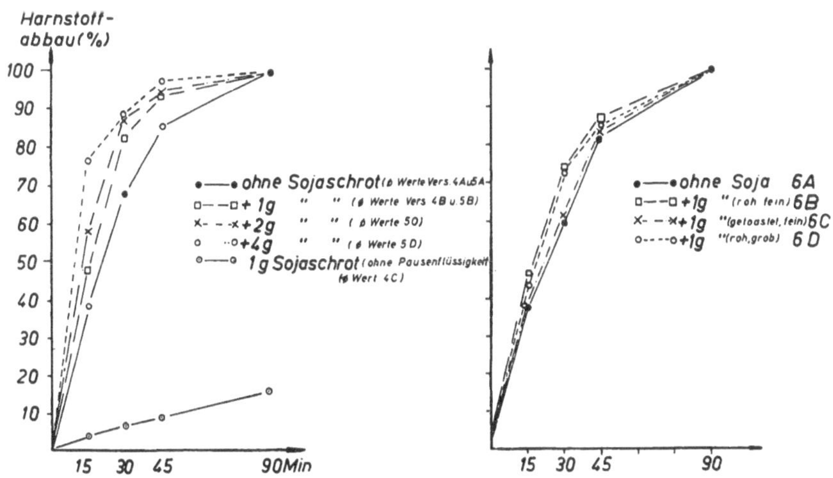

Abb. 8. Nach längerer Gewöhnung an Harnstoff (Vers. 4–6) (Sojaschrot dem Inoculum zugesetzt)

extraktionsschrot, wenn der Sojaextraktionsschrotanteil also auf das 40fache des Harnstoffanteiles erhöht wird.

Demnach kann grundsätzlich festgestellt werden, daß eine Beschleunigung des Harnstoffabbaues in vitro durch Sojaextraktionsschrot bewirkt wird, wobei Voraussetzung eine nennenswerte Ureaseaktivität ist. Die Steigerung des Harnstoffabbaues hängt somit von der Menge des zugestzten Sojaextraktionsschrotes und seiner

Ureaseaktivität ab. Hieraus folgt eine Erhöhung der Ammoniakbildung, die zu einer steigenden Resorption von Ammoniak durch die Mucosa der Vormägen führen kann. Sofern nicht eine Rückresorption von Harnstoff durch die Pansenwand erfolgt, ist damit der Stickstoff einer Verwertung durch die Pansenmikroorganismen entzogen. Darüber hinaus können aber auch Vergiftungserscheinungen auftreten, wie sie wiederholt in der Literatur beschrieben wurden [u. a. 5, 6, 10, 11, 15, 16].

Diese Vergiftungserscheinungen können bekanntlich erst dann auftreten, wenn das Ammoniak von der Leber nicht mehr entgiftet werden kann und in größeren Mengen mit dem peripheren Blut die Gewebe überschwemmt. Erfolgt diese Überflutung der Gewebe (Zentralnervensystem, nervöse Leitungsbahnen, Muskulatur u. a.) mit Ammoniak in sehr kurzer Zeit, so konnten klinisch feststellbare Schadwirkungen eintreten. Offensichtlich muß ein bestimmter Blutspiegel für Ammoniak überschritten werden. Die Höhe dieses Blutspiegels variiert von Tier zu Tier und auch bei demselben Individuum sehr stark [6]. Es ist nicht möglich, einen bestimmten Schwellenwert anzugeben, der überschritten werden muß, wenn Intoxikationen auftreten. Vor allen Dingen erscheint uns die Geschwindigkeit entscheidend, mit welcher die Ammoniakausbreitung in den Geweben des Organismus erfolgt.

An der Überschreitung dieses stark variierenden Schwellenwertes kann nach obigen Ausführungen auch das Sojaextraktionsschrot durch die ihm eigene Ureasewirkung beteiligt sein. Es müssen deshalb im Hinblick auf bessere Verwertung des Harnstoff-Stickstoffes und Verhinderung von Intoxikationen Maßnahmen ergriffen werden, die eine Beschleunigung der Erhöhung des Ammoniakabbaues verhindern. Eine solche Maßnahme stellt die Verwendung von getoastetem Sojaextraktionsschrot dar. Die Versuche 6 A — 6 D lassen deutlich erkennen, daß keine Erhöhung des Harnstoffabbaues eintritt, wenn den Ansätzen getoastetes Sojaextraktionsschrot zugesetzt wird (Ansatz C gegenüber Ansatz A).

Dabei bedarf es weiterer Untersuchungen, welche Veränderung der biologische Eiweißwert des Sojaextraktionsschrotes bei Wiederkäuern durch die Dampferhitzung erfährt.

Ähnliche Versuche mit Kasein ergaben bei Schafen eine Erhöhung der biologischen Wertigkeit [3].

Es ergeben sich aus diesen Feststellungen einige Hinweise für die praktische Nutzanwendung. Harnstoff soll vorwiegend dort verfüttert werden, wo Eiweißmangel vorliegt. Es ist daher in der Regel nicht erforderlich, daß hochwertiges pflanzliches Eiweiß, wie Sojaextraktionsschrot, gemeinsam mit Harnstoff verfüttert wird, vielmehr sollte das Sojaextraktionsschrot für Schweine, Geflügel und Kälber eingesetzt werden. Wenn aus bestimmten Gründen eine Komplettierung der Gesamtration, die Harnstoff enthält, mit Sojaextraktionsschrot erfolgen soll, ist es zweckmäßig, getoastetes Sojaextraktionsschrot einzusetzen. Steht getoastetes Sojaextraktionsschrot nicht zur Verfügung, dann sollte der Sojaextraktionsschrotanteil die 10fache Menge des Harnstoffanteiles nicht überschreiten.

Zusammenfassung

Es wird über mehrere in vitro-Versuche im künstlichen Pansensystem berichtet, in welchem die Wirkung von ureaseaktivem Sojaextraktionsschrot, die Gewöhnung der Versuchstiere an Harnstoff sowie der Einfluß verschiedener Grundfuttermittel auf den Harnstoffabbau untersucht wurden. Unterschiedliche Grundfuttermittel, wie Futterrüben, Diffusionsschnitzel, Maissilage und Heu, ließen keinen Einfluß auf den Harnstoffabbau in vitro erkennen.

Eine längere Gewöhnung der Kühe an Harnstoff erhöht die Ureaseaktivität ihrer Pansenflüssigkeit gegenüber solchen Kühen, an die ohne Gewöhnung Harnstoff gefüttert wurde.

Die Zulage von Sojaextraktionsschrot mit hoher Ureaseaktivität steigert innerhalb der ersten Versuchsintervalle die Abbaugeschwindigkeit für Harnstoff um etwa 8 bis 10%.

Eine Gewöhnung der Kühe an Harnstoff vermindert die zusätzliche Wirkung des Sojaextraktionsschrotes bei der Harnstoffhydrolyse.

Wurde die Sojaextraktionsschrotzulage auf das 20—40fache der Harnstoffgabe erhöht, ließ sich eine wesentliche Steigerung des Harnstoffabbaues feststellen. Getoastetes Sojaextraktionsschrot zeigte, da es keine Ureasewirkung mehr aufwies, keine Steigerung des Harnstoffabbaues.

Die in vitro-Untersuchungen lassen den Schluß zu, daß Sojaextraktionsschrot nur unter Beachtung gewisser Bedingungen, die näher erläutert wurden, gemeinsam mit Harnstoff verfüttert werden sollte.

Literaturverzeichnis

[1] BELASCO, I. J.: J. Aminal Sci. **13**, 601—610, 1954
[2] BURROUGHS, W., N. A. FRANK, P. GERLAUGH und R. M. BETHKE: J. Nutrit. **40**, 9—24, 1950
[3] CHALMERS, M. I., und R. L. M. SYNGE: J. Agric. Sci. **44**, 263—269, 1954
[4] HARMON, K. M., und C. NIEMANN: J. biol. Chemistry **177**, 601—605, 1949
[5] HOLZSCHUH, W., und H. WETTERAU: Arch. Tierernähr. **12**, 161—178, 1962
[6] HOLZSCHUH, W., und H. WETTERAU: Untersuchungen über den Abbau von NPN-Verbindungen im Pansen der Wiederkäuer. (3. Mitt.) in Vorbereitung
[7] KASTELL, A.: Bodenkultur (Wien) **12**, 79—85, 1961
[8] KROBER, O. A., und S. J. GIBBONS: J. Agr. Food Chem. **10**, 57—59, 1962
[9] LÖVGREN, S.: Biochem. Z. **119**, 215—293, 1921
[10] NEHRING, K.: Wochenblatt d. L. B. Mecklenburg, **26**, 703—704, 1940
[11] NEHRING, K.: Mh. Veterinärmed. **16**, 409—413, 1961
[12] PEARSON, R. M., und J. A. B. SMITH: Biochem. J. **37**, 153—164, 1943
[13] ROJAHN, J.: Arch. Tierernähr. **10**, 438—471, 1960
[14] ROJAHN, J.: Zbl. Bakteriol., Parasitenkunde Infektionskrankh. Hyg., II. Abt., **115**, 11—44, 1962
[15] SCHRAMM, G., und P. D. AINES: J. Amer. Oil Chemist's Soc. **36**, 1—3, 1959
[16] UNDERBJERG, G. K. L.: Veterin. Med. **56**, 5—6, 1961

Eingegangen: 21. September 1962

Aus dem Institut für Tierernährung
der Martin-Luther-Universität Halle-Wittenberg
(Komm. Direktor: Prof. Dr. K. VÖHRINGER)

J. WAGNER und G. ROTHE

Die Bestimmung der niederen Fettsäuren in Silage mit Hilfe chromatographischer Methoden

Die Beurteilung der Silagequalität setzt u. a. die Kenntnis der darin vorhandenen niederen Fettsäuren voraus. Die analytischen Methoden zur Erfassung dieser Silagebestandteile basieren im wesentlichen auf den älteren Methoden nach DUCLAUX [2], WIEGNER und MAGASANIK [30] und LEPPER [14]. Durch die rasche Entwicklung chromatographischer Methoden [15] zur Bestimmung von biologisch wichtigen Substanzen erschien es angebracht, die konventionellen Methoden zur Bestimmung der Silagefettsäuren mit Hilfe dieser modernen Analytik zu überprüfen. Von den drei möglichen Methoden der Chromatographie: Papierchromatographie, Säulenchromatographie und Gaschromatographie, wurde auf die Anwendung der Papierchromatographie verzichtet, da die quantitative Auswertung dieser Stoffklasse gegenüber den beiden anderen Verfahren eine zu hohe Fehlergrenze besitzt [15, 28].

Versuchsanordnung

Als Untersuchungsmaterial diente Luzerne unter Zusätzen von Milchsäurebakterien, Kofasalz und Kaliummetabisulfit unter verschiedenen Druckverhältnissen, die zur Klärung des Ensilierungsverlaufes in kleinen Versuchssilos von ROJAHN, WAGNER und HARNISCH [24] angesetzt war. Die entnommenen Proben wurden nach der Methode von LEPPER [14], mit Hilfe säulenchromatographischer [24, 25] und gaschromatographischer [23, 28] Methoden untersucht. Die Milchsäure wurde zusätzlich noch nach der Methode von FRIEDEMANN [5] bestimmt.

Analytische Methoden

Das klassische Verfahren nach LEPPER [14] wurde unverändert für unsere Untersuchungen angewendet. Die Bestimmung des pH-Wertes geschah elektrometrisch [19] und die Entzuckerung und Enteiweißung wie von LEPPER [14] beschrieben.

I. Die Extraktion der Säuren

Sowohl für die Durchführung der Säulenchromatographie als auch der Gaschromatographie war es notwendig, die Säuren aus der Silage quantitativ zu extrahieren. PETROW-SPIRITONOW [21] wenden die Extraktion mit Äther an, JAMES und MARTIN [11] beschreiben die Isolierung der freien Fettsäuren mit einer Mikrosäule und MC.INNES [17] beschreibt die Aufnahme der aus ihren Alkalisalzen mit $NaHSO_4$-Lösung in Freiheit gesetzten Fettsäuren in Äther. Alle diese Methoden weisen Mängel auf [28], so daß auf ihre Anwendung verzichtet werden mußte. Besser eignet sich die Extraktion der zu bestimmenden Säuren mittels eines Mikroperforators [28]

(Abb. 1) mit Äther als Extraktionsmittel. Dieser gestattet es, mit kleinen Äthermengen eine quantitative Extraktion durchzuführen, und ohne die Extraktion zu unterbrechen, von Zeit zu Zeit die Äthermenge auszuwechseln.

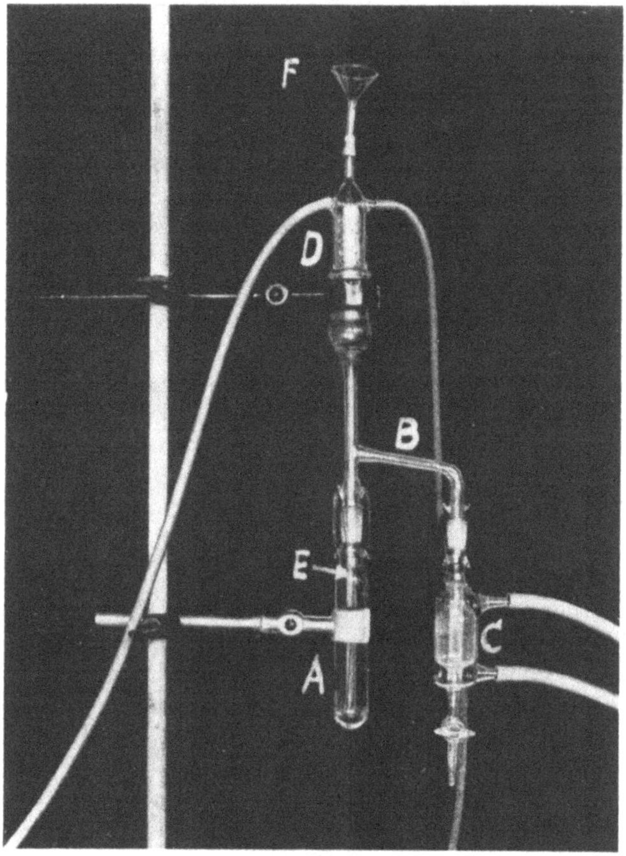

Abb. 1. Mikroperforator

Arbeitsvorschrift

30 ml des entzuckerten und enteiweißten, wässrigen Silageextraktes werden in den Extraktionskolben (A) pipettiert und mit 3 Tropfen konzentrierter Phosphorsäure angesäuert. In den Siedekolben (C) werden einige Siedesteinchen gegeben und die Apparatur daraufhin geschlossen. Durch den Trichter (F) wird so viel Äther eingetragen, daß der Extraktionskolben (A) völlig und der in diesem Fall 10 ml fassende Siedekolben (C) bis etwa zur Hälfte (5–6 ml) gefüllt ist. Nun wird der Siedekolben (C) auf 48 °C erwärmt, der Äther destilliert über die Brücke (B) zum Rückflußkühler (D), wird dort kondensiert und tropft in das Trichterrohr (E). Durch den Höhenunterschied wird er durch die extrahierende Probe gedrückt, löst fortwährend die löslichen Bestandteile und fließt in den Siedekolben (C) zurück. Nach 3 Stunden wird der Äther das erste Mal und nach 6 Stunden das zweite Mal ausgewechselt. Nach 10 Stunden ist die Extraktion beendet. Durch vorsichtiges Einengen in der gleichen Apparatur wird der ätherische Extrakt auf ein Volumen von 10 ml gebracht. Kontrollen haben ergeben, daß der abdestillierte Äther keine sauren Bestandteile gelöst enthält. Die so erhaltene Probe wird nun zur Trennung der niederen Fettsäuren, einschließlich der Milchsäure, verwendet.

II. Die säulenchromatographische Trennung

SMITH [27] und PETROW-SPIRITONOW [21] trennten nach der Methode von ELSDEN [3] an einer Silicagelsäule die Silagefettsäuren stufenweise, wobei die Milchsäure unberücksichtig blieb. RAMSAY und PATTERSON [22], NIJKAMP [20] und KRETOVICH [13] beschreiben ähnliche Methoden. GLOPPE und HVIDSTEN [6] wenden die Methode von NIJKAMP [20], HENDERICKX [8] die nach WISEMAN und IRVIN [31] und BENGTSSON und KÖHLER [1] die von FAIRBAIRN und HARPUR [4] an. Durch Anwendung der Adsorptionschromatographie bei einer Reihe organischer Verbindungen an Kationenaustauscherharzen hat SEKI [26] festgestellt, daß sich Fettsäuren an Carbonsäureharzen in der H^+-Form gut reversibel in wäßriger Lösung von organischen Lösungsmitteln trennen lassen. Diese Erfahrungen wurden für die Trennung der Silagefettsäuren übernommen und experimentell überprüft, ob sich auch die Milchsäure quantitativ isolieren läßt.

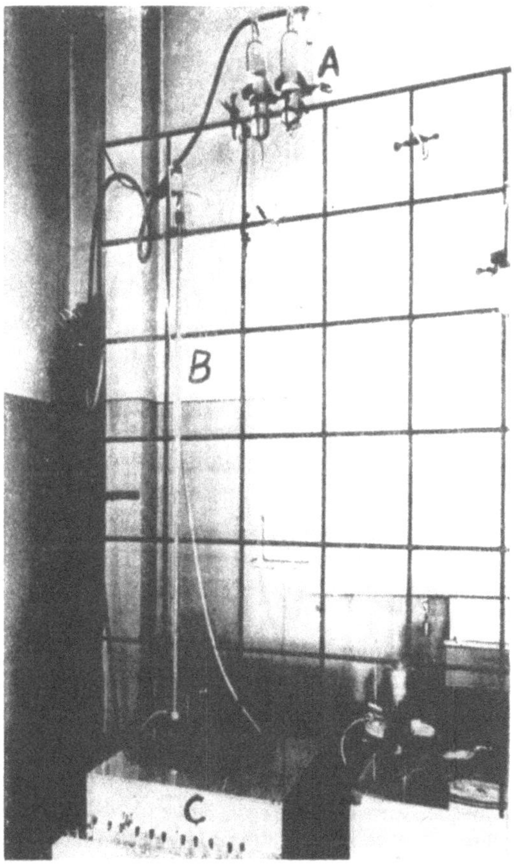

Abb. 2. Chromatographieapparatur

1. Die Chromatographieapparatur

Die Apparatur (Abb. 2) besteht aus dem Lösungsmittelbehälter (A), der Chromatographiesäule (B) und dem automatischen Fraktionssammler (C). Die Säule hat eine Länge von 112 cm und einen Durchmesser von 0,9 cm. Die Verbindung zwischen Säule und Lösungsmittelbehälter wird mittels eines Schlauches hergestellt. Das Säulenende ist zu einer feinen Spitze ausgezogen und ragt in die Haltevorrichtung des Fraktionssammlers. Das Chromatographierohr, in dessen Ende eine G 2 Fritte eingeschmolzen ist, wird von einem Glasmantel umgeben, durch den temperiertes Wasser fließt, so daß für die Einhaltung einer konstanten Temperatur gesorgt ist. Zum Auffangen des Eluates wurde der von MATTHIAS [16] entwickelte automatische Fraktionssammler benutzt, womit das Eluat alternierend durch einen elektronischen Programmregler in eine Test- und eine Hauptfraktion zerlegt wird. Als Ausgangsmaterial für die Säulenfüllung diente Amberlite IRC 50, bis 400 mesh. Durch die Sedimentationsmethode von HAMILTON [7] wurde das Harz in die entsprechende

Korngröße, bis 300 mesh, getrennt und nach der Methode von HIRS [9] in die H^+-Form überführt. Das Füllen der Säule erfolgte nach der Methode von MOORE und STEIN [18]. Als flüssige Phase wurde das Lösungsmittelgemisch Aceton : Methyläthyl-keton : Wasser = 2:1:9 verwendet.

2. Durchführung der Bestimmungen

Die gesamten Analysen wurden bei einer Temperatur von 25 °C durchgeführt. Die Durchlaufgeschwindigkeit betrug 3—4 Tropfen pro Minute bei einer Tropfengröße von 0,02—0,025 ml.

Arbeitsvorschrift

Von dem ätherischen Extrakt der entzuckerten und enteiweißten Lösung (10 ml) werden 5 ml entnommen, in einem Gläschen der Äther bis auf ein Gesamtvolumen von ca. 0,5 ml vorsichtig verdampft, etwas Lösungsmittelgemisch zugesetzt und anschließend noch etwa eine Minute leicht erwärmt. Diese Probemenge wird quantitativ in ein 2 ml Kölbchen gefüllt, bis zur Eichmarke mit Lösungsmittelgemisch aufgefüllt und davon 0,4 ml auf die Säule aufgetragen. Nach Einspülen in das Harz wird die Verbindung mit dem Lösungsmittelbehälter hergestellt und 30 ml Vorlauf aufgefangen. Unter den angegebenen Bedingungen dauert die Entnahme des Vorlaufes 6,5—7 Stunden. Erst dann wird die Säule auf den Fraktionssammler gesetzt und 37 und 3 Tropfen im Wechsel entnommen.

Abb. 3a und 3b zeigen, daß nach etwa 20 Hauptfraktionen die Milchsäure und dann in Abständen die niederen Fettsäuren mit steigender C-Atomzahl eluiert werden. Aus Abb. 3b ist ersichtlich, daß nach Elution der Buttersäure noch 2 weitere „Berge“ folgen, die jedoch im allgemeinen so klein sind, daß eine quantitative Auswertung nicht möglich ist. Qualitative Untersuchungen haben ergeben, daß es sich dabei um i-Valeriansäure und Capronsäure handelt. Nach etwa 70 Hauptfraktionen, das ist ungefähr nach 14 Stunden, ist die Trennung beendet. Höhere Fettsäuren konnten nicht nachgewiesen werden.

3. Auswertung

Nach KINNORY [12] werden die eluierten Säuren gegen Phenolrot als Indikator mit einer 0,004 n Natronlauge titriert.

Arbeitsvorschrift

Bei der Auswertung der einzelnen Fraktionen wird zuerst die Testprobe mit genau 0,1 ml einer 0,1%igen Phenolrotlösung versetzt und mit der Lauge titriert. Werden dabei nicht mehr als 2 Tropfen 0,004 n Natronlauge verbraucht, so sind noch keine eluierten Säuren vorhanden. Auf diese Weise kann man sich an die säureenthaltenden Fraktionen herantasten. Ist die erste Säurefraktion erreicht, so titriert man zunächst die Testfraktionen aus, spült diese Lösung mit gegen Phenolrot neutralisiertem Wasser in die Hauptfraktion über und titriert dann zu Ende. Der Blindwert wird zu Beginn der Elution (von den ersten 5 Test- plus Hauptfraktionen) festgestellt. Nach Eluierung der ersten Säuremenge wird im Verlauf der weiteren Untersuchungen jede Test- und Hauptfraktion titriert. Versuche mit einem synthetischen Fettsäuregemisch haben ergeben, daß bei Säuremengen, die etwa in einer Silage enthalten sind, die durchschnittlichen Abweichungen $\pm 3{,}05\%$ betragen (Tabelle 1).

Aus den Chromatogrammen (Abb. 3a, 3b) ist ersichtlich, daß zwar die Milchsäure abgetrennt, aber die Ameisensäure von der Essigsäure mit dieser Methode nicht getrennt wird; jedoch wird die Summe beider Säuren quantitativ eluiert. Im Gegensatz zu der Lepper-Methode [14] ist es hier auch möglich, die Propionsäure neben der

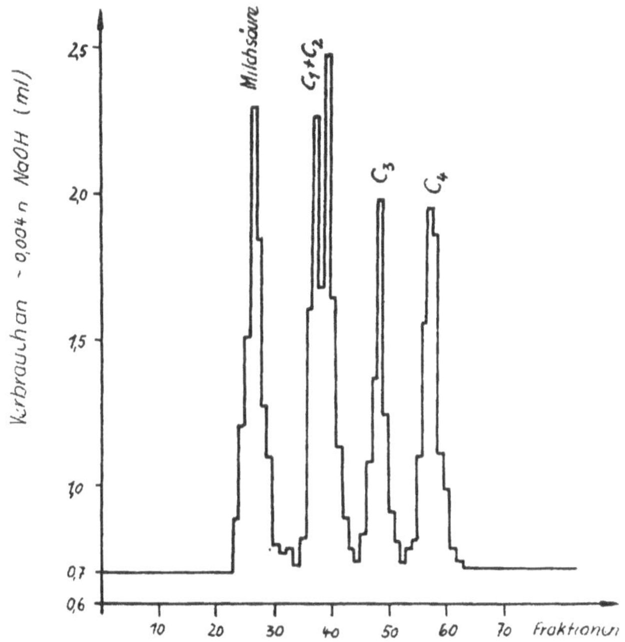

Abb. 3a. Elutionsdiagramm eines Fettsäuregemisches ($C_1 - C_4$) und Milchsäure

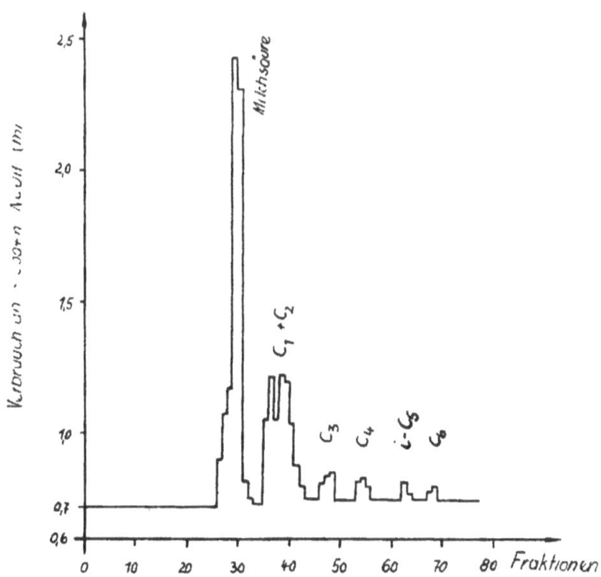

Abb. 3b. Elutionsdiagramm der Fettsäuren und Milchsäure aus biologischem Material

Buttersäure quantitativ zu bestimmen. Nach etwa 10—12 durchgeführten Analysen ist es zweckmäßig, die Säulenfüllung zu regenerieren, da die Trennschärfe der Säuren stark nachläßt. Die erste durchgeführte Analyse nach der Regeneration der Säulenfüllung ist nicht auswertbar.

Tabelle 1

Die Bestimmung eines synthetischen Fettsäuregemisches mit Hilfe der Säulenchromatographie

Fettsäure	eingesetzte Menge in Mol	gefundene Menge in Mol	Abweichung in Prozent
Ameisensäure + Essigsäure	47,79	46,79	−2,45
	34,22	34,64	+1,22
	24,49	23,89	−2,45
	24,49	24,17	−1,32
Propionsäure	27,07	28,03	+3,54
	15,12	15,86	+4,67
	11,60	11,72	+1,07
	6,91	6,77	−1,32
Buttersäure	27,68	27,13	−1,96
	27,68	28,53	+2,40
	3,19	3,25	+1,90
	1,77	1,82	+3,03
Milchsäure	59,59	56,82	−4,64
	40,57	41,02	+1,10
	31,78	32,68	+2,84
	31,78	31,21	−1,80

III. Die gaschromatographische Trennung

Sehr wenig wurde bisher für die Silagesäurenanalytik die Gaschromatographie eingesetzt. HUNTER [10] hat auf diese Weise Silagefettsäuren getrennt. Die Gaschromatographie geht auf JAMES und MARTIN [11] zurück, die die aus dem Säulenende austretenden Säuren durch Titration in integraler Aufzeichnung registrierten. Diese Art der Auswertung wurde bei der Anwendung zur Trennung der Silagesäuren im Prinzip übernommen. Die Apparatur ist in neuseter Zeit von THIELEMANN [29] verbessert worden.

1. Beschreibung und Arbeitsweise der Apparatur

Die Apparatur (Abb. 4) besteht aus der Chromatographiesäule (A) (V_2A-Rohr, 2,2 m lang, 4 mm∅), der Titrationseinrichtung (B) und der automatischen Bürette (C). Die Titrationseinrichtung (Abb. 5) wiederum besteht aus der Titrationszelle (A), der Lichtquelle (B) und der Selenphotozelle (C). Die automatische Bürette ist mit einer 0,02%igen wässrigen Natronlauge, die 0,02% Phenolrot-Indikator gelöst enthält, und die Titrationszelle (A) mit einer 0,02%igen wässrigen Phenolrotlösung, gefüllt. Die Farbänderungen in der Titrationszelle bewirken eine Änderung des abgegebenen Photozellenstromes, der verstärkt, einen Uhrwerksynchronmotor antreibt und dieser die Bürette in Tätigkeit setzt, wodurch die aufgezeichneten Diagramme erhalten werden.

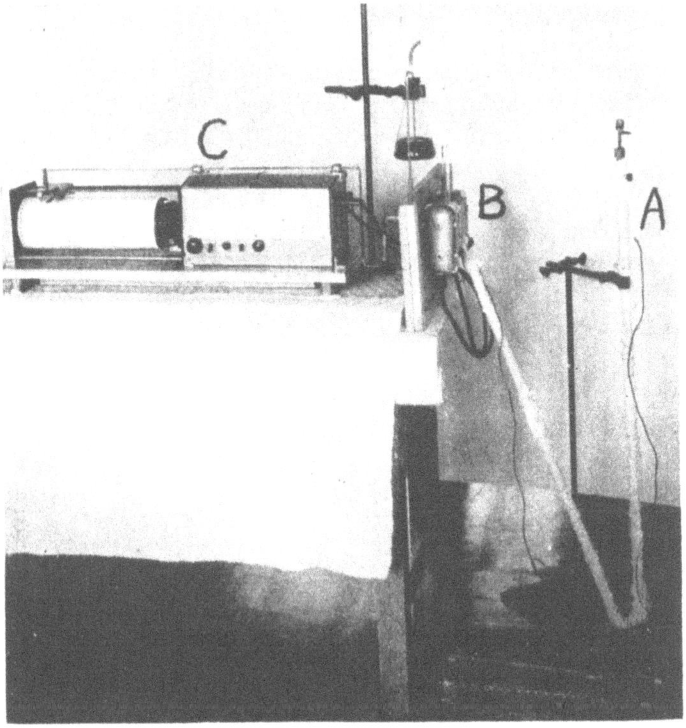

Abb. 4. Titrationseinrichtung

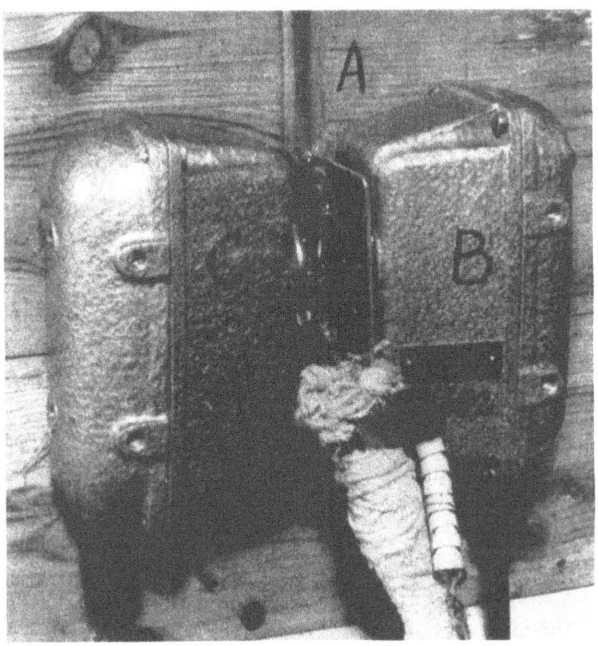

Abb. 5. Gaschromatographieapparatur

2. Die Säulenfüllung

Für die Trennung von niederen Fettsäuren wurde von THIELEMANN [28] Kieselgur „Merck", Sterchamol, gebrannter Kalk und Celite 545 und von RAUPP [23] ebenfalls Celite 545 als Trägermaterial benutzt. Auf Grund der dadurch vorliegenden Ergebnisse wurde für die folgenden Untersuchungen ebenfalls Celite 545 mit einem Durchmesser von 0,2—0,25 mm angewendet. Als flüssige Phase wurde Di-octylsebacinat mit einem Zusatz von 15 Gew.-Prozent Sebacinsäure verwendet. Das Mischungsverhältnis betrug fest:flüssig = 4:1. Als Trägergas wurde Stickstoff benutzt bei einer Strömungsgeschwindigkeit von 55—60 ml pro Minute und einer Säulentemperatur von 115 °C.

3. Der Einfluß der Milchsäure auf die Trennung

Für die Trennung der Silagefettsäuren empfiehlt es sich, eine etwas über 2 m lange Säule zu verwenden. Nachteilig wirkt sich allerdings diese Säulenlänge daraufhin aus, daß für die Trennungen größere Retentionszeiten benötigt werden; der große Vorteil

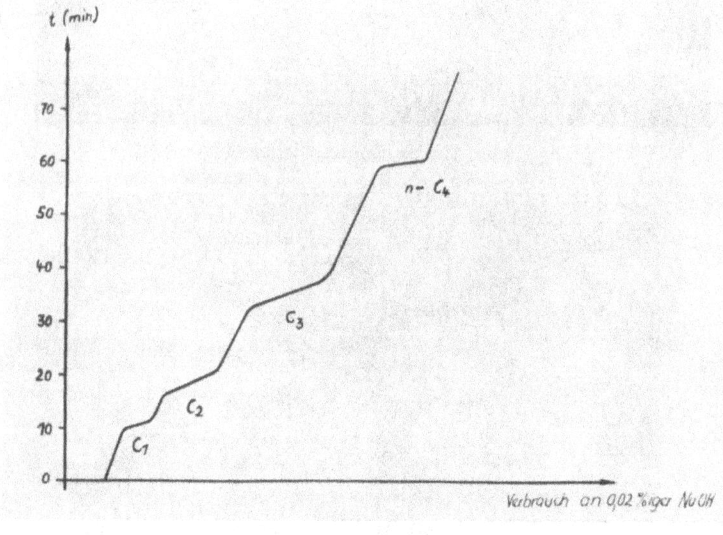

Abb. 6a. Gaschromatographische Trennung eines Fettsäuregemisches (C_1—C_4) ohne Milchsäure

aber besteht darin, daß die quantitative Trennung der niederen Fettsäuren durch die Milchsäure nicht beeinflußt wird. Sie tritt zwischen der Essigsäure und der Propionsäure langsam aus der Säule aus und ergibt daher im Kurvenverlauf keine auswertbare Bande, wie aus Abb. 6b, 6c zu ersehen ist (vergl. dagegen Abb. 6a). Die i-Valeriansäure und Capronsäure aus der Silage konnten auch hier nicht bestimmt werden, da bei einer eingespritzten Gesamtsäuremenge von 30—60 μg ihr Anteil für eine Erfassung zu gering ist.

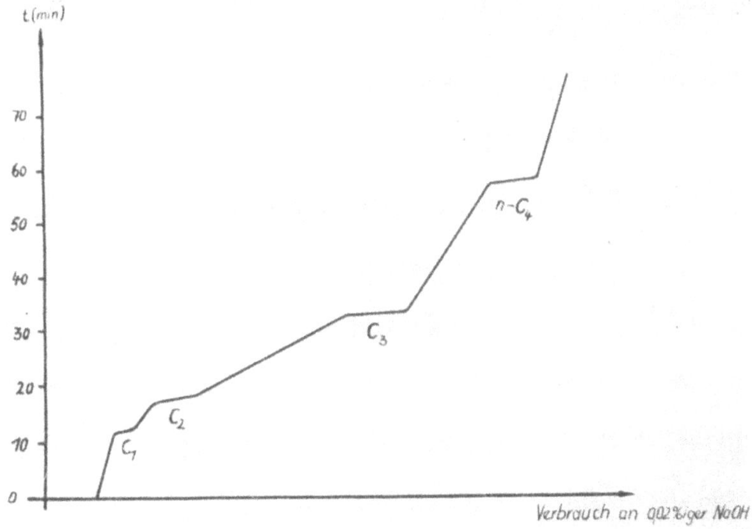

Abb. 6 b. Gaschromatographische Trennung eines Fettsäuregemisches ($C_1 - C_4$) mit Milchsäure

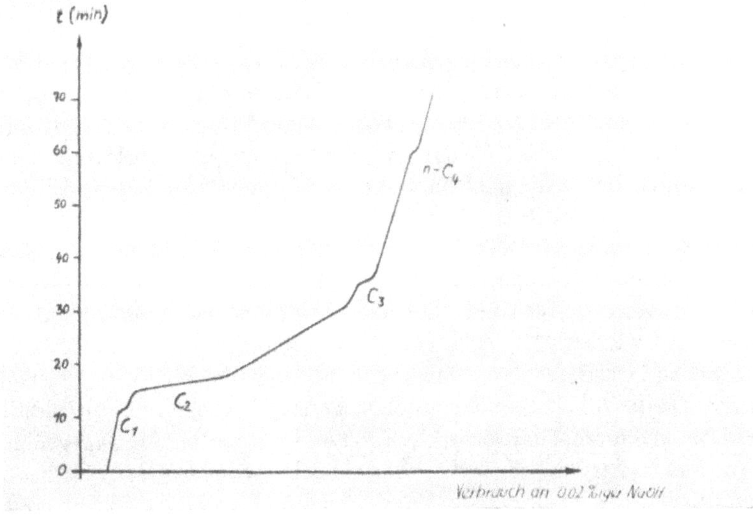

Abb. 6 c. Gaschromatographische Trennung der Fettsäuren aus biologischem Material

Arbeitsvorschrift

Bereitung der Säulenfüllung

Das Trägermaterial wird nach HAMILTON [28] durch Sedimentation auf die entsprechende Korngröße gebracht. Nach dem Dekantieren (Verwendung der Teile, die sich innerhalb von 3 Minuten abgesetzt haben) des Wassers wird das Celite 545 mehrere Male mit konzentrierter

Salzsäure aufgewirbelt, mit Wasser säurefrei gewaschen und bei 140°C getrocknet. Das so erhaltene Matrial wird nun 3 Stunden bei 300°C geglüht. In einer Mischung von 35 ml Äther und 35 ml Aceton werden 1,5 g Sebacinsäure und 8,5 g Dioctyl-sebacinat gelöst. Unter ständigem Rühren wird diese Mischung zu 40 g Celite 545 in einem feinen Strahl hinzugegeben. Unter einem gut ziehenden Abzug werden unter ständigem Rühren die Lösungsmittel verdunstet. Auf diese Art wird erreicht, daß sich die flüssige Phase gleichmäßig auf dem Trägermaterial verteilt. Die so erhaltene Säulenfüllung wird unter ständigem Aufklopfen der Säule auf dem Fußboden gefüllt. Sie wird nun 24 Stunden im Stickstoffstrom unter Versuchsbedingungen ausgeheizt und kann dann für die analytischen Untersuchungen verwendet werden.

Bereitung der Natronlauge und Indikatorlösung

Es werden 5 ml einer 1 n Natronlauge in einen 4 l Maßkolben pipettiert und dieser mit CO_2-freiem destilliertem Wasser bis etwa zur Hälfte gefüllt. Nun werden 200 mg Phenolrotindikator zugesetzt und nach Lösen desselben bis zur Eichmarke aufgefüllt. 20 mg Phenolrot werden in einem 100 ml Kolben mit CO_2-freiem destilliertem Wasser gelöst. Diese Lösung muß von Zeit zu Zeit frisch hergestellt werden, da sich nach wenigen Tagen eine Trübung bemerkbar mach und dadurch die Lichtdurchlässigkeit in der Titrationszelle stark beeinflußt.

Durchführung der Analyse

Für die Bestimmung der Silagesäuren wird der ätherische Extrakt aus dem Mikroperforator verwendet (siehe Probendosierung bei der Säulenchromatographie). Mit einer Injektionsspritze werden 0,05 bis 0,1 ml ätherische Lösung mit einer Gesamtsäurekonzentration von 30—60μg Säure eingespritzt. Nach 55—60 Sekunden tritt der Äther aus der Säule aus. Das macht sich durch kleine Blasenbildung und etwas später auftretenden Geruch bemerkbar. In weiteren Abständen (siehe Abb. 6a, 6b, 6c) treten die Säuren getrennt aus der Säule aus.

4. Die Auswertung der Chromatogramme

Mit dieser Art des Probeauftragens in die Säule kann keine direkte quantitative Auswertung durchgeführt werden. Schon beim Abmessen mit der Injektionsspritze treten Fehler auf. Noch größere Fehler entstehen beim Einspritzen der Probe, da durch die hohe Temperatur an der Einspritzvorrichtung etwas Probelösung verdampft. Zudem ist durch den herrschenden Gegendruck in der Säule eine vollkommene Probeeingabe nicht möglich.

Durch Berechnungen aus den Längen der Kurven werden die Verhältnisse der Säuren untereinander bestimmt und ihre prozentualen Anteile aus der Gesamtsäuremenge, die bekannt ist, erhalten. Die Gesamtsäuremenge kann auf verschiedene Arten bestimmt werden. Mit Hilfe der Wasserdampfdestillation lassen sich aus der mit Phosphorsäure angesäuerten wässrigen Lösung die flüchtigen Fettsäuren abdestillieren. Da die Milchsäure aber auch in geringen Mengen mit überdestilliert ist eine Bestimmung durch Titration mit zu großen Fehlern behaftet. Dagegen liefert die Titration eines Teiles des ätherischen Extraktes brauchbare Werte. Da bei der gaschromatographischen Trennung der Fettsäuren die Milchsäure nicht mit erfaßt wird, muß der entsprechende, nach anderen Methoden [5, 20] bestimmte Wert, abgezogen werden. Für die hier vorliegenden Untersuchungen wurde der Gesamtsäurewert aus der Summe der bei der Fest-Flüssig-Chromatographie erhaltenen Werte der Ameisen- +Essig-, Propion- und Buttersäure errechnet.

Die Verhältnisse der einzelnen Säuren untereinander berechnen sich aus:

$$\frac{\text{Längen der Banden} \cdot \text{Molekulargewicht} \cdot \text{Anzahl der best. Säuren}}{\text{Summe der Produkte aus den Längen der Banden} \cdot \text{Molekulargewicht}}$$

Die Säureprozente werden erhalten aus:

$$\frac{\text{Prozent Gesamtsäuremenge} \cdot \text{Verhältnis der einzelnen Säuren}}{\text{Anzahl der bestimmten Säuren}}$$

IV. Milchsäurebestimmung nach FRIEDEMANN [5]

Zusätzlich wurde die Milchsäure noch nach einer älteren Methode bestimmt. Die Apparatur (Abb. 7) wurde insofern verändert, als an Stelle des nach FRIEDEMANN [5] verwendeten Hopkinkühlers ein Überleitungsrohr tritt. Mit Hilfe dieser Methode

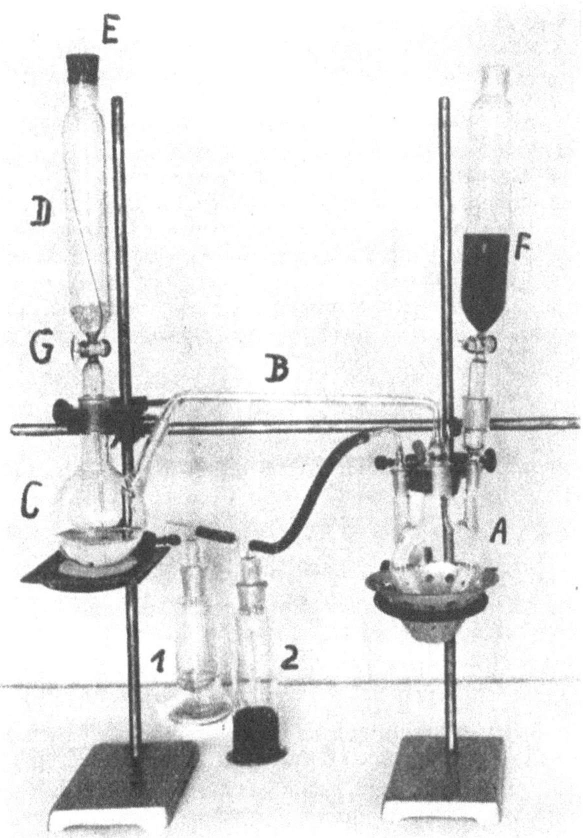

Abb. 7. Veränderte Milchsäurebestimmungsapparatur nach Friedemann

wird die Milchsäure mit Permanganat in siedender schwefelsaurer Lösung in Gegenwart von Mangansulfat als Katalysator zu Acetaldehyd oxydiert. Der Aldehyd strömt in einen großen Überschuß von $NaHSO_3$-Lösung, wobei sich die Acetaldehydbisulfitverbindung bildet, die hierauf mittels $NaHCO_3$ zersetzt und das freigewordene Sulfit mit Jodlösung gegen Stärke als Indikator titriert wird. Es hat sich gezeigt, daß diese Methode für Mengen bis zu 25 mg anwendbar ist. Der durchschnittliche Fehler beträgt dabei ± 0,6%.

Arbeitsvorschrift

Die Milchsäure enthaltende Lösung wird mit 10 ml einer etwa 10n Schwefelsäure (285 ml konz. H_2SO_4 pro Liter), die 10% Mangansulfat enthält, in den Kolben A eingefüllt und mit Wasser auf ein Volumen von 80—100 ml gebracht. Zur Entfernung etwa vorhandenen Acetaldehyds saugt man unter Erhitzen von A und Vorschalten eines leeren Auffanggefäßes C einen kräftigen Luftstrom 1—2 Minuten durch die Apparatur. Nach Auswechseln von E beginnt die eigentliche Durchführung der Bestimmung. In das Gefäß D werden nach Abnehmen des Vakuumschlauches und Schließen des Hahnes G ungefähr 80—100 ml einer etwa 1%igen Natriumbisulfitlösung gefüllt. Die vorhandenen Glasperlen und Raschigringe sorgen für die nötige Oberflächenvergrößerung. Nachdem die Apparatur geschlossen ist, wird der Hahn G geöffnet und durch Waschflaschen gereinigte Luft durch die Apparatur gesaugt (Waschflasche 1 enthält Bisulfitlösung, Waschflasche 2 enthält $KMnO_4$-Lösung). Sobald die Lösung siedet, wird aus dem Tropftrichter F n/100 $KMnO_4$-Lösung hinzugetropft und die Geschwindigkeit so reguliert, daß die Rotfärbung sofort wieder verschwindet. Etwa 10 Minuten nach Beginn der Oxydation bleibt die Farbe des $KMnO_4$ bestehen. Man erhitzt dann noch weitere 5 Minuten und unterbricht darauf Heizung und Luftstrom, letzteres durch Öffnen eines Dreiweghahnes, der sich zwischen Wasserstrahlpumpe und dem Vakuumanschluß E befindet. Dadurch fließt die Natriumhydrogensulfitlösung in den Kolben C. Das Gefäß D wird abgenommen und gut mit Wasser ausgespült (5 × mit je 10—20 ml) und mit der Flüssigkeit in C vereinigt. Das überschüssige Bisulfit wird anfangs mit n/10, zum Schluß bis zum Umschlag mit n/100 Jodlösung gegen Stärke als Indikator oxydiert. Dann sättigt man die Lösung mit festem Natriumhydrogencarbonat und titriert jetzt das freie Bisulfit mit n/100 Jodlösung. Der Umschlagspunkt ist erreicht, wenn die durch Zusatz eines Tropfens n/100 Jodlösung bewirkte Blaufärbung 15 Sekunden bestehen bleibt. 1 ml n/100 Jodlösung entspricht 0,45 mg Milchsäure.

V. Versuchsergebnisse

1. Gegenüberstellung der erhaltenen Werte nach den verschiedenen Methoden bestimmt.

In den Tabellen 2—11 sind die nach verschiedenen Methoden erhaltenen Säureprozente für die einzelnen Versuchsanordnungen wiedergegeben. In Abb. 8 sind die Werte der Tabelle 3 dargestellt worden. Ein Vergleich der Analysenergebnisse dieses Versuchssilos (Tabelle 3, Abb. 8) zeigt, daß die nach der LEPPER-Methode [14] erhaltenen Essigsäureprozente in keinem Einklang zu denen nach der Säulen- und Gaschromatographie erhaltenen stehen. Während in den ersten Tagen nach der Einsilierung die mit den chromatographischen Methoden erhaltenen Werte ein Maximum erreichen, zeigt die LEPPER-Methode an dieser Stelle ein Minimum. Auch bei den Probeentnahmen am 25., 53., besonders am 117. und 215. Tage nach der Einsilierung zeigen die Ergebnisse große Unterschiede. Die maximalen Abweichungen liegen hier am 5. und am 215. Tage nach der Einsilierung, wo nach der LEPPER-Methode 0,23% und mit der Säulenchromatographie 1,20% bzw. mit der LEPPER-Methode 1,21% und mit der Säulenchromatopraphie 0,28% bestimmt wurden. Die erhaltenen Werte nach den chromatographischen Methoden bestimmt zeigen eine gute Übereinstimmung. Die Propionsäurewerte der beiden vergleichbaren Methoden der Chromatographie weichen ohne Ausnahme nur geringfügig voneinander ab.

Sehr unterschiedlich sind die erhaltenen Buttersäurewerte. In den ersten Tagen des Ensilierungsverlaufes wird nach der LEPPER-Methode keine Buttersäure festgestellt, obwohl eine ziemliche Konzentration mit Hilfe der Säulen- und der Gas-

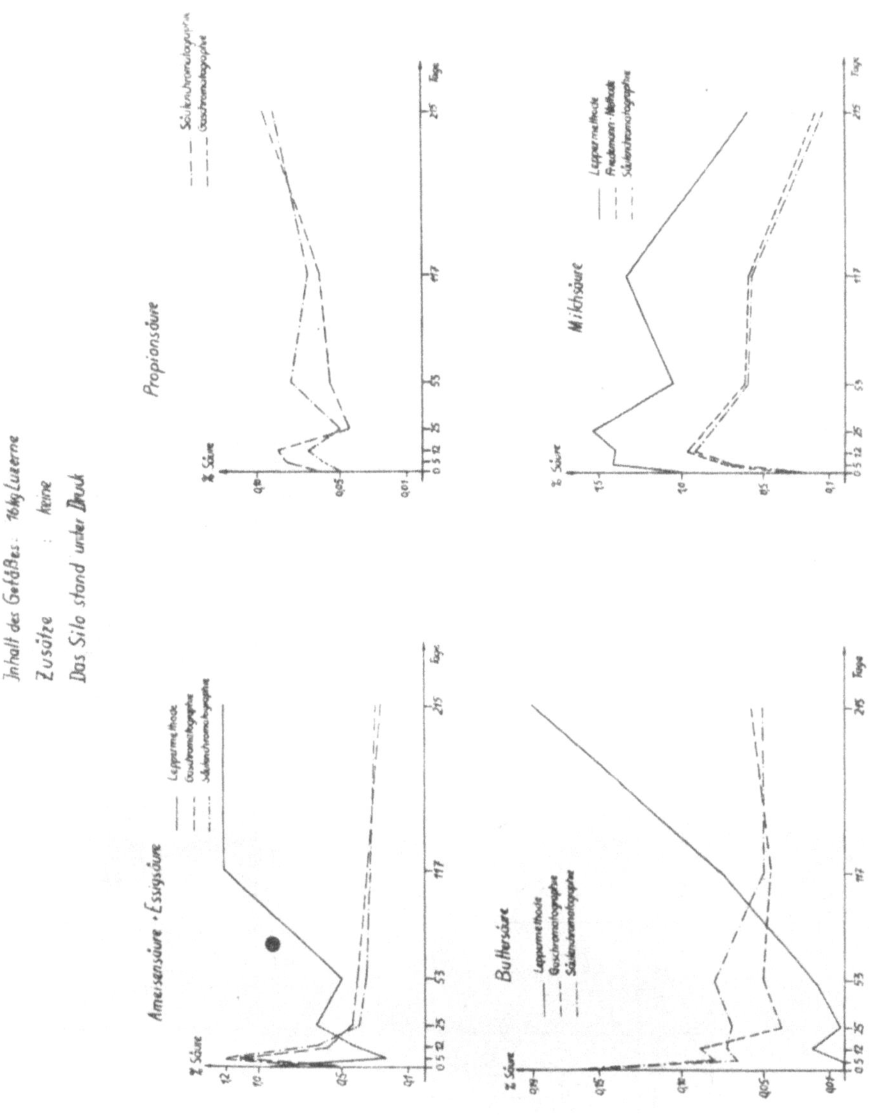

Abb. 8. Silagefettsäuren nach verschiedenen Verfahren bestimmt

Tabelle 2

Gefäßsilo I (Luzerne unter Zusatz einer Bakteriensuspension, unter Druck)

Pr.	pH	C_2	$C_1 + C_2$		C_1	C_2	C_3		C_4			M		
		Lep.	LSC	GLC	GLC	GLC	LSC	GLC	Lep.	LSC	GLC	Lep.	LSC	Fr.
0.	5,5	0,93	0,53	0,53	0,18	0,35	0,05	0,06	0,00	0,16	0,15	1,00	0,25	0,27
5.	4,5	0,36	1,62	1,68	0,22	1,47	0,10	0,09	0,00	0,15	0,09	0,53	0,77	0,81
12.	4,6	1,52	0,52	0,54	0,05	0,49	0,04	0,04	0,00	0,10	0,09	1,45	1,08	1,14
25.	4,6	0,74	0,33	0,36	0,04	0,32	0,03	0,02	0,00	0,04	0,02	1,35	1,03	1,08
53.	4,7	0,73	0,35	0,40	0,02	0,38	0,09	0,01	0,02	0,01	0,04	1,36	0,76	0,84
117.	5,1	1,16	0,34	0,40	0,02	0,38	0,05	0,02	0,01	0,05	0,01	1,21	0,65	0,60
215.	5,4	1,43	0,35	0,39	0,03	0,40	0,11	0,07	0,03	0,05	0,05	0,43	0,18	0,20

Tabelle 3

Gefäßsilo II (Luzerne ohne Zusatz, unter Druck)

Pr.	pH	C_2	$C_1 + C_2$		C_1	C_2	C_3		C_4			M		
		Lep.	LSC	GLC	GLC	GLC	LSC	GLC	Lep.	LSC	GLC	Lep.	LSC	Fr.
0.	5,5	0,93	0,53	0,53	0,18	0,35	0,05	0,06	0,00	0,16	0,15	1,00	0,25	0,27
5.	4,5	0,24	1,20	1,16	0,06	1,09	0,06	0,08	0,00	0,07	0,09	1,42	0,69	0,72
12.	4,6	0,44	0,64	0,59	0,07	0,52	0,07	0,09	0,02	0,07	0,09	1,41	0,92	0,97
25.	4,7	0,66	0,40	0,44	0,03	0,41	0,05	0,04	0,01	0,07	0,04	1,54	0,82	0,88
53.	4,8	0,50	0,35	0,40	0,02	0,38	0,08	0,06	0,02	0,08	0,05	1,06	0,60	0,61
111.	5,2	1,21	0,33	0,34	0,03	0,31	0,07	0,06	0,08	0,05	0,05	1,34	0,59	0,60
215.	5,4	1,21	0,28	0,26	0,08	0,18	0,09	0,09	0,19	0,05	0,06	0,60	0,14	0,18

Tabelle 4

Gefäßsilo III (Luzerne ohne Zusatz, unter Druck)

Pr.	pH	C_2	$C_1 + C_2$		C_1	C_2	C_3		C_4			M		
		Lep.	LSC	GLC	GLC	GLC	LSC	GLC	Lep.	LSC	GLC	Lep.	LSC	Fr.
0.	5,5	1,01	0,58	0,57	0,14	0,43	0,05	0,05	0,00	0,13	0,14	1,24	0,22	0,20
31.	4,9	0,75	0,61	0,65	0,06	0,59	0,09	0,06	0,00	0,05	0,04	1,88	1,03	0,96
94.	4,8	0,95	0,59	0,61	0,06	0,55	0,05	0,06	0,02	0,07	0,04	1,60	1,00	0,99
189.	5,1	1,39	0,33	0,40	0,03	0,37	0,09	0,04	0,10	0,07	0,05	0,50	0,18	0,20

Tabelle 5

Gefäßsilo IV (Luzerne ohne Zusatz, unter Stickstoff)

Pr.	pH	C_2	$C_1 + C_2$		C_1	C_2	C_3		C_4			M		
		Lep.	LSC	GLC	GLC	GLC	LSC	GLC	Lep.	LSC	GLC	Lep.	LSC	Rr.
0.	5,5	1,01	0,58	0,57	0,14	0,43	0,05	0,05	0,00	0,13	0,14	1,24	0,22	0,20
31.	4,9	0,73	0,45	0,51	0,04	0,47	0,07	0,05	0,00	0,07	0,04	1,88	0,71	0,73
94.	5,2	1,33	0,36	0,38	0,03	0,35	0,02	0,02	0,01	0,05	0,03	1,08	0,50	0,47
189.	5,35	1,25	0,39	0,40	0,01	0,39	0,09	0,08	0,03	0,07	0,08	0,70	0,20	0,21

Tabelle 6

Gefäßsilo V (Luzerne mit Bakterienzugabe, unter Druck)

Pr.	pH	C_2	$C_1 + C_2$		C_1	C_2	C_3		C_4			M		
		Lep.	LSC	GLC	GLC	GLC	LSC	GLC	Lep.	LSC	GLC	Lep.	LSC	Fr.
0.	5,5	1,01	0,58	0,57	0,14	0,43	0,05	0,05	0,00	0,13	0,14	1,24	0,22	0,20
32.	4,9	0,72	0,66	0,70	0,05	0,65	0,09	0,07	0,00	0,08	0,05	1,88	1,20	1,11
95.	4,85	1,08	0,60	0,62	0,06	0,56	0,07	0,08	0,06	0,07	0,05	1,67	1,06	0,87
192.	6,0	1,19	0,31	0,34	0,03	0,31	0,05	0,03	0,20	0,06	0,05	0,22	0,087	0,09

Tabelle 7

Gefäßsilo VI (Luzerne mit Bakterienzugabe, unter Stickstoff)

Pr.	pH	C_2	$C_1 + C_2$		C_1	C_2	C_3		C_4			M		
		Lep.	LSC	GLC	GLC	GLC	LSC	GLC	Lep.	LSC	GLC	Lep.	LSC	Fr.
0.	5,5	101	0,58	0,57	0,14	0,43	0,05	0,05	0,00	0,13	0,14	1,24	0,22	0,20
32.	5,0	0,78	0,65	0,66	0,04	0,62	0,03	0,02	0,00	0,03	0,02	1,52	0,46	0,50
95.	4,85	1,15	0,35	0,34	0,03	0,31	0,02	0,06	0,00	0,07	0,04	0,95	0,34	0,36
192.	5,0	1,47	0,32	0,33	0,03	0,30	0,06	0,05	0,06	0,05	0,05	0,57	0,34	0,39

Tabelle 8

Gefäßsilo VII (Luzerne mit Kofazalzugabe, unter Druck)

Pr.	pH	C_2	$C_1 + C_2$		C_1	C_2	C_3		C_4			M		
		Lep.	LSC	GLC	GLC	GLC	LSC	GLC	Lep.	LSC	GLC	Lep.	LSC	Fr.
0.	5,5	1,01	0,58	0,57	0,14	0,44	0,05	0,05	0,00	0,13	0,14	1,24	0,22	0,20
34.	4,9	1,02	0,51	—	—	—	0,07	—	0,00	0,09	—	1,73	1,00	0,95
97.	4,9	1,53	0,48	0,44	0,02	0,42	0,05	0,07	0,00	0,03	0,04	1,23	0,82	0,81
193.	6,2	0,96	0,34	0,32	0,02	0,30	0,05	0,08	0,20	0,04	0,03	0,63	0,28	0,26

Tabelle 9

Gefäßsilo VIII (Luzerne mit Kofasalzzugabe, unter Stickstoff)

Pr.	pH	C_2	$C_1 + C_2$		C_1	C_2	C_3		C_4			M		
		Lep.	LSC	GLC	GLC	GLC	LSC	GLC	Lep.	LSC	GLC	Lep.	LSC	Fr.
0.	5,5	1,01	0,58	0,57	0,14	0,43	0,05	0,05	0,00	0,13	0,14	1,24	0,22	0,20
34.	5,1	1,01	0,48	0,48	0,05	0,43	0,02	0,39	0,00	0,07	0,05	1,83	0,51	0,48
97.	5,1	1,49	0,42	0,41	0,05	0,36	0,04	0,04	0,00	0,07	0,08	1,56	0,46	0,41
193.	5,8	1,36	0,36	0,37	0,02	0,36	0,05	0,04	0,03	0,05	0,04	0,70	0,18	0,21

Tabelle 10

Gefäßsilo IX (Luzerne mit Kaliummetabisulfitzugabe, unter Druck)

Pr.	pH	C_2	$C_1 + C_2$		C_1	C_2	C_3		C_4			M		
		Lep.	LSC	GLC	GLC	GLC	LSC	GLC	Lep.	LSC	GLC	Lep.	LSC	Fr.
0.	5,5	1,01	0,58	0,57	0,14	0,43	0,05	0,05	0,00	0,13	0,14	1,24	0,22	0,20
35.	4,9	1,38	0,92	0,95	0,04	0,91	0,05	0,02	0,00	0,07	0,06	2,53	0,73	0,70
98.	5,05	0,97	0,59	0,56	0,05	0,51	0,03	0,04	0,07	0,04	0,06	1,12	0,63	0,69
195.	5,3	1,24	0,33	0,37	0,04	0,33	0,09	0,06	0,15	0,08	0,07	0,99	0,28	0,37

Tabelle 11

Gefäßsilo X (Luzerne mit Kaliummetabisulfitzugabe, unter Stickstoff)

Pr.	pH	C_2	$C_1 + C_2$		C_1	C_2	C_3		C_4			M		
		Lep.	LSC	GCC	GLC	GLC	LSC	GLC	Lep.	LSC	GLC	Lep.	LSC	Fr.
0.	5,5	1,01	0,58	0,57	0,14	0,43	0,05	0,05	0,00	0,13	1,14	1,24	0,22	0,20
35.	5,2	1,16	0,48	0,48	0,07	0,42	0,03	0,04	0,00	0,07	0,06	1,71	0,33	0,31
98.	5,15	0,88	0,41	0,42	0,02	0,40	0,05	0,04	0,01	0,06	0,06	0,80	0,29	0,31
195.	6,8	1,08	0,41	0,43	0,03	0,40	0,04	0,05	0,16	0,09	0,06	0,75	0,25	0,21

chromatographie bestimmbar ist. Die maximale Abweichung liegt am 215. Tage nach der Einsilierung, wo nach der LEPPER-Methode 0,19% und mit der Gaschromatographie 0,05% Buttersäure gefunden wurden. Die beiden Chromatographiearten weichen nur geringfügig voneinander ab.

Bis auf den 215. Tag nach der Einsilierung ist nach der LEPPER-Methode eine fast konstante Milchsäurekonzentration festgestellt worden. Die erhaltenen Werte nach der säulenchromatographischen Methode und nach dem Verfahren von FRIEDEMANN [5] stimmen sehr gut überein und erreichen gegenüber den erhaltenen Werten nach LEPPER am 12. Tage nach der Einsilierung ein Maximum und am 215. Tage nach der Einsilierung ein Minimum.

Die bei diesem Versuchsansatz erhaltenen Differenzen zwischen dem Destillationsverfahren nach LEPPER und den chromatographischen Verfahren bzw. der Methode nach FRIEDEMANN treten in entsprechender Weise auch bei den übrigen Versuchsansätzen auf, so daß hier, ohne im einzelnen darauf einzugehen, auf die entsprechenden Tabellen (Tabelle 2, 4—11) verwiesen werden kann.

2. Gegenüberstellung der Übergangskonstanten nach LEPPER [14] und nach der säulenchromatographischen Methode [26] bestimmt

Um die bei der Berechnung der Säurenprozente bei der LEPPER-Destillation zugrunde liegenden prozentualen Anteile der einzelnen Säuren in den einzelnen Destillaten zu überprüfen, wurden verschiedene Proben der LEPPER-Destillate säulenchromatographisch getrennt. Dabei hat sich ergeben, daß fur jede Silageprobe andere Übergangskonstanten erhalten wurden, in jeder Fraktion Milchsäure bestimmt werden konnte und Propionsäure in den Destillaten 1 und 2 auftritt, die mit der LEPPER-Methode nicht erfaßbar ist. So sind z. B. bei der Probe vom 94. Tage nach der Einsilierung aus dem Gefäß der in Tabelle 4 wiedergegebenen Werte Übergangskonstanten gefunden worden (Tabelle 12), die bei der Milchsäure um ungefähr 30%, bei der Essigsäure um ungefähr 50% und bei der Buttersäure um ungefähr 60% von denen nach LEPPER [14] aufgestellten Übergangskonstanten abweichen.

Tabelle 12

Bestimmung der Übergangskonstanten des LEPPER-Verfahrens mit Hilfe der Säulenchromatographie

	Lepper			Säule			Prozentuale Abweichung	
	D 1	D 2	D 3	D 1	D 2	D 3		
							in der Summe	
Milchsäure in Prozent	—	—	18,28	3,06	2,95	6,62	−30,91	
							D 1	D 2
Ameisensäure + Essigsäure in Prozent	37,69	24,01	—	21,65	10,60	—	−42,96	−55,86
Propionsäure in Prozent	—	—	—	51,75	12,50	—		
							D 1	D 2
Buttersäure in Prozent	78,69	17,42	—	28,30	6,51	—	−64,12	−62,05

Die einzelnen Lepper-Destillate wurden mit D 1, D 2 und D 3 bezeichnet.

Für die tabellarische Zusammenfassung der Ergebnisse werden folgende Symbole verwendet:

Probeentnahme (Tag)	Pr.
Bestimmungsmethode nach Lepper	Lep.
Milchsäurebestimmung nach Friedemann	Fr.
säulenchromatographische Methode	LSC
gaschromatographische Methode	GLC
pH-Wert	pH
Ameisensäure	C_1
Essigsäure	C_2
Propionsäure	C_3
Buttersäure	C_4
Milchsäure	M

Die Zahlenangaben bedeuten Prozent Säure in der Silage

Zusammenfassung

An 38 Luzerneproben, die unter Zusätzen von Milchsäurebakterien, Kofasalz und Kaliummetabisulfit und unter verschiedenen Druckverhältnissen einsiliert waren, wurden die Silagefettsäuren nach dem klassischen Verfahren von LEPPER und mit Hilfe säulenchromatographischer und gaschromatographischer Methoden bestimmt. Die Milchsäure wurde zusätzlich noch nach FRIEDEMANN untersucht. Für die chromatographischen Methoden werden die entsprechenden Arbeitsvorschriften angegeben.

Die chromatographischen und nach FRIEDEMANN erhaltenen Silagefettsäurewerte stimmen gut überein. Die Methodik nach LEPPER dagegen ergibt sehr abweichende Werte, so daß die Tendenz während eines Ensilierungsverlaufes ein vollkommen anderes Bild zeigt.

In den Lepperdestillaten wurde mit Hilfe der Säulenchromatographie die darin enthaltenen Säuren bestimmt und daraus die Übergangskonstanten errechnet, die gegenüber den von LEPPER angegebenen bis zu 60% differieren können.

Literaturverzeichnis

[1] BENGTSSON, T. A., und G. KÖHLER: Kungl. Lantbrukshögskolans. Ann. **22**, (1956) S. 255
[2] DUCLAUX, E.: Ann. chim. phys. 2, (1874) S. 289
[3] ELSDEN, S. R.: Biochem. J. **40**, (1946) S. 252
[4] FAIRBAIRN, D., und R. P. HARPUR: Nature (London) **166** (1950) S. 789
[5] FRIEDEMANN, TH. E., M. CONTONIO und PH. A. SCHAFFER: J. biol. Chemistry **73**, (1927) S. 335
[6] GLOPPE, K. E., und H. HVIDTSEN: Z. Tierernähr. Futtermittelkunde **10**, (1955) S. 129
[7] HAMILTON, P. B.: Analytic. Chem. **30**, (1958) S. 914
[8] HENDERICKX, H.: Meded. Landbouwhogesch. Gent 25, (1960) S. 761
[9] HIRS, C. H. W. et el.: J. biol. Chemistry **200**, (1953) S. 496
[10] HUNTER, I. R., V. H. ORTEGREN und J. W. PENSE: analytic. Chem. **32**,, (1960) S. 682
[11] JAMES, A. T., und A. J. P. MARTIN: Biochem. J. (London) **50**, (1952) S. 679

[12] KINNORY, D. S., Y. TAKEDA und D. M. GREENBERG: J. biol. Chemistry **212**, (1955) S. 379
[13] KRETOVICH, V. L., T. V. DROZDOVA und J. S. PETROVA: Dokl. Akad. Nauk SSSR **80**, (1951)
[14] LEPPER, W.: Landwirtsch. Versuchsstat. **117**, (1933) S. 113
[15] MATTHIAS, W. und J. WAGNER: „Chromatographie" in Büchner, M. und H. Ch. Gabsch: Mod. chem. Methoden in der Klinik, Thieme-Verlag, Leipzig (1961)
[16] MATTHIAS, W.: J. Chromatography **6**, (1961) S. 333
[17] MC. INNES, A. G.: In „Vapour Phase Chromatography" Butterworths, Sci. Publ. (London) (1957) S. 304
[18] MOORE, S., und W. H. STEIN: J. biol. Chemistry **211**, (1954) S. 907
[19] NEHRING, K.: Handbuch der landwirtschaftl. Versuchs- und Untersuchungsmethodik (Methodenbuch) Neumann-Verlag Radebeul und Berlin (1951) S. 57
[20] NIJKAMP, H. J.: analytica chim. Acta **5**, (1951) S. 325
[21] PETROW-SPIRITONOW, A. J.: Nachr. landw. Timirjasew Akad. Nr. **2** (1957) S. 230
[22] RAMSAY, L. C., und W. J. PATTERSON: J. Assoc. off. agric. Chemists **28**, (1945) S. 644
[23] RAUPP, G.: Angew. Chem. 71. Jahrg., Nr. **8**, (1959) S. 248
[24] ROJAHN, J., W. HARNISCH und J. WAGNER: Bakt. Ztbl., II. Abt. (1962) (im Druck)
[25] ROJAHN, J., J. WAGNER und W. HARNISCH: Bakt. Ztbl., II. Abt. (1963) (im Druck)
[26] SEKI, T., und S. MORIMOTO: J. chem. Soc. (Japan) **77**, (1956) S. 1124
[27] SMITH, E. L.: Biochem. J. **36**, XXII (1942)
[28] THIELEMANN, H.: Diplomarbeit Mat.-Nat. Fak. der Karl-Marx-Univ. Leipzig (1958)
[29] THIELEMANN, H., U. BEHRENS und E. LEIBNITZ: Chem. Techn. **14**. Jahrg., Heft **3**, (1962) S. 162
[30] WIEGNER, G., und J. MAGASANIK: Ref. Ztbl. Agric. Chem. **51**, (1922) S. 140
[31] WISEMAN, H. G., und H. M. IRVIN: J. Agric. Food Chem. **5**, (1957) S. 213

Eingegangen: 1. Oktober 1962

Aus dem Institut für Tierernährung
der Martin-Luther-Universität Halle-Wittenberg
(Komm. Direktor: Prof. Dr. K. VÖHRINGER)

J. WAGNER

Chemische Untersuchungen über unterschiedlich vorbehandelte Federmehle

Die Nachfrage nach tierischen Eiweißträgern für die Mischfutterindustrie hat in den letzten Jahren bedeutend zugenommen. Neben Fleisch-, Fisch- und Blutmehlen erscheinen Federmehle auf Grund ihres hohen Rohproteingehaltes (80—90%) dafür geeignet zu sein. Der strukturelle Aufbau dieser Keratine verhindert aber die spezifische Angreifbarkeit durch proteolytische Enzyme, d. h. die Keratine müssen erst in entsprechende hochmolekulare Produkte (Keratosen) umgewandelt werden. Die Verdaulichkeit dieser Keratosen hängt vor allem davon ab, mit welchen Methoden die Bindungen in den Keratinmolekülen gelöst worden sind. HANSON und Mitarbeiter [5, 6] haben diesen Abbau, vor allem im Hinblick auf den Cystingehalt der Substanzen, im einzelnen untersucht. Für den Aufschluß der Federmehle für die Mischfutterindustrie werden verschiedene Bedingungen beschrieben [4, 21], auf die innerhalb dieser Ausführungen nicht eingegangen werden soll. Wesentlich ist, daß ohne zu große Aminosäureverluste eine hohe Eiweißverdaulichkeit erreicht wird. Bei der Einwirkung von Dampf auf Federmehle nahmen die Werte von Arginin, Phenylalanin, Isoleucin und Cystin ab [4]. Das Federmehl enthält eine unausgeglichene Aminosäurezusammensetzung, Methionin, Lysin, Histidin und Tryptophan sind sehr wenig vorhanden [25]. Es ist deswegen auch versucht worden, diese fehlenden Beträge durch Zufütterung einzelner Aminosäuren auszugleichen [14, 17].

Die Federmehle enthalten nach GREGORY und Mitarbeiter [4] folgende Vitamine:

Riboflavin	mg/lb: 0,88
Niacin	mg/lb: 7,85
Pantothensäure	mg/lb: 3,68

Der Anteil des Federmehlproteins am Gesamtprotein der Futtermischung schwankt zwischen 2,5 und 7,5% [7, 16, 21, 25], in Einzelfällen auch bis zu 10% [14]. Im allgemeinen werden die Federmehle für Hühnermischfutter verwendet [1, 2, 3, 7, 9, 11, 12, 13, 14, 16, 17, 18, 19, 21, 24, 25], sie sind aber auch für die Fütterung von Mastlämmern eingesetzt worden [8].

Im folgenden soll über die ersten Untersuchungen berichtet werden, die mit dem Zweck einer Produktionsaufnahme des Federmehlaufschlusses durchgeführt wurden. Die entsprechenden Proben (Tab. 1) wurden vom Institut für Verfahrenstechnik der Deutschen Akademie der Wissenschaften zu Berlin in Leipzig (Direktor: Prof. Dr. Dr. h. c. E. LEIBNITZ) bzw. vom VEB (K) Bettfedernfabrik Güstrow/Mecklenburg zur Verfügung gestellt.

Bestimmung der in vitro Verdaulichkeit verschieden vorbehandelter Federmehle

Die Rohproteinverdaulichkeit in vitro wurde nach der Methode von STUTZER [20, vergl. auch 15] durchgeführt.

Die Versuchsreihe A 1—4 (Tabelle 1) wurde in Versuchsautoklaven durchgeführt und sollte den Einfluß von Druckhöhe, Einwirkungszeit und pH-Wert der Aufschlußflüssigkeit prüfen. Bei einem fast konstantem Trockensubstanz- und N-Wert konnte bei gleichen Druckverhältnissen durch die Erhöhung der Aufschlußzeit von einer auf drei Stunden kein Einfluß auf den verdaulichen N gefunden werden (A 1 u. A 2). Die Erhöhung des Druckes von 1,2 —1,4 atü (A 1) auf 2—2,5 atü (A 3) bewirkt dagegen eine Verdaulichkeitssteigerung von 30,96% auf 49,25%, d. h. um 59,08%. Durch die Verwendung einer Lösung vom pH 5,8 (A 4) gegenüber Wasser (A 1) bei sonst gleichen Versuchsbedingungen konnte die N-Verdaulichkeit von 30,96% (A 1) auf 60,15% (A 4) fast verdoppelt werden. Der N-Gehalt dagegen sank von 15,02% auf 13,93% ab. Es ist anzunehmen, daß ein Teil des Stickstoffes bei der Behandlung in Lösung geht.

Tabelle 1

In vitro-Verdaulichkeiten von unterschiedlich vorbehandelten Federmehlen

Versuchs-Nr.	Trocken-substanz	% Stickstoff/ Trocken-substanz	Aufschlußzeit und -druck	verdaul. N als % vom Gesamt-N
A 1	96,08	15,02	90 Min.; 1,2—1,4 atü.	30,96
2	96,78	14,91	180 ,, 1,2—1,4 ,,	31,01
3	96,09	14,86	90 ,, 2,0—2,5 ,,	49,25
4	98,05	13,93	90 ,, 1,2—1,4 ,, bei pH: 8,5	60,15
B 1	94,14	14,29	90 Min.; davon 15 Min bei 3,4 atü.	66,13
2	93,63	14,73	90 Min., davon 15 Min. bei 4,0 atü.	66,44
C 1	93,38	14,36	120 Min.; 3,5 atü.	66,43
2	93,50	15,03	120 Min., davon 10 Min. bei 3,2–3,5 atü	61,44
D 1	94,38	15,14	90 Min., davon 30 Min. bei 3,5 atü	56,15
2	94,10	14,91	90 Min., davon 35 Min. bei 3,4 atü.	68,32
E 1	93,90	14,53	120 Min., davon 30 Min. bei 4,0 atü.	44,07
2	93,66	14,82	120 Min., davon 60 Min. bei 3,5 atü.	46,55

Die Versuchsreihen B, C, D, E (Tabelle 1) wurden im technischen Maßstabe mit Ansätzen von ungefähr 225 kg Rohfedern (Entenfedern) durchgeführt. Auf Grund der Ergebnisse in den Versuchsautoklaven wurde hier mit einem höheren Druck (3—4 atü) gearbeitet.

Bei der Versuchsreihe B betrug die Aufschlußzeit 1,5 Stunden und der Druck 3,4 bzw. 4,0 atü (während 15 Min.). Die erhaltenen Werte (B 1 u. B 2) liegen mit 66% verdaulichem Stickstoff viel höher als die der Versuchsreihe A. Der Unterschied von 0,6 atü zwischen den beiden Versuchsanordnungen macht sich nicht bemerkbar.

Eine Erhöhung der Aufschlußzeit auf 2 Stunden (Versuchsreihe C) ergibt praktisch keine weitere Erhöhung der N-Verdaulichkeit. Weiterhin zeigt sich hierbei, daß eine Einwirkungszeit des Druckes von 10 Minuten vollkommen ausreichend ist (C 1 u. C 2).

Die Versuche mit Mischfedern (Enten und Gänse) (Versuchsreihe D und E) zeigen eine niedrigere Verdaulichkeit des Stickstoffes, d. h. neben dem Druck und der Einwirkungszeit besitzt auch die Art der Federn einen Einfluß auf die Höhe des Aufschlusses.

Die Aminosäurezusammensetzung und die daraus berechnete biologische Eiweißwertigkeit von Federmehl (1,5 Stunden mit 2,0—2,5 atü autoklaviert)

Die Hydrolyse des Federmehlproteins wurde mit 6n Salzsäure durchgeführt [22]. Die Trennung und Bestimmung der Aminosäuren geschah säulenchromatographisch nach der Methode von MATTHIAS [10]. Die erhaltenen Aminosäurewerte zeigen, wie schon erwähnt, einen sehr geringen Gehalt von Methionin, Histidin und Lysin. Arginin dagegen ist relativ viel vorhanden, ebenfalls Leucin. Auch die Werte der nicht essentiellen Aminosäuren, die nach neuesten Angaben [23] die biologische Eiweißwertigkeit (BW) mit beeinflussen können, liegen recht günstig (Tabelle 2).

Tabelle 2

Aminosäurezusammensetzung und die berechnete biologische Eiweißwertigkeit von Federmehl (1,5 Std. mit 2,0—2,5 atü autoklaviert)

Aminosäure	Biologische Eiweißwertigkeit berechnet nach			
	OSER bezogen auf		MITCHELL bezogen auf	
	Kuhmilch	Vollei	Kuhmilch	Vollei
Asparaginsäure: 7,6				
Threonin : 3,9				
Serin : 8,8	43,1	42,3	48,2	50,1
Glutaminsäure : 8,1			limitierende Aminosäure:	
Glycin : 6,7			Methionin	Methionin
Alanin : 4,3				
Valin : 4,3				
Isoleucin : 2,8				
Leucin : 6,7				
Tyrosin : 2,6				
Phenylalanin : 2,9				
Lysin : 1,3				
Histitin : 0,6				
Arginin : 5,9				
Methionin : 0,5				

Die aus der Aminosäurezusammensetzung erhaltenen Größen der BW (nach den beiden möglichen Berechnungsarten und Kuhmilch und Vollei als Bezugsprotein) stimmen untereinander sehr gut überein [23]. Wie erwartet ist das Methionin die limitierende Aminosäure (Tab. 2). Die biologische Wertigkeit an wachsenden Albinoratten bestimmt (44,2), bestätigt die aus der Aminosäurezusammensetzung der Federmehle errechneten Werte, vor allem nach dem Verfahren von OSER (43,1 bzw. 42,3).

Die erhaltenen Ergebnisse zeigen, daß es bei entsprechender Vorbehandlung der Federmehle möglich ist, Produkte zu erhalten, die eine relativ gute Verdaulichkeit und biologische Eiweißwertigkeit besitzen. Mit Hilfe der Kenntnis der Aminosäurezusammensetzung der Federmehle lassen sich auch für die Herstellung von Mischfutter die notwendigen Verhältnisse der einzelnen Futtermittelkomponenten so berechnen, daß die Mischung eine den Bedarf entsprechende Aminosäurezusammensetzung enthält.

Zusammenfassung

In verschieden vorbehandelten Federmehlen wurde die in vitro Verdaulichkeit des Rohproteins bestimmt und dabei eine Abhängigkeit vom Druck, von der Einwirkungszeit und vom pH-Wert der Aufschlußflüssigkeit und der Art der Federn gefunden.

Literaturverzeichnis

[1] BINKLY, C. H., und O. R. VASAK: American Egg Poultry Review **12** (1951) S. 68
[2] DRAPER, C. I.: Iowa Agr. Expt. Sta Res. Bul. **326** (1944) S. 23
[3] GERRY, R. W., und J. R. SMYTH: Poultry Sci. **33** (1954) 1089
[4] GREGORY, B. R., O. H. M. WILDER und P. C. OSTBY: Poultry Sci. **35** (1956) S. 234
[5] HANSON, H.: Biochem. Z. **318** (1948) S. 297
[6] HANSON, H., und J. METHFESSEL: Biochem. Z. **326** (1955) S. 350
[7] HARMS, R. H., und O. E. GOFF: Poultry Sci. **36** (1957) S. 358
[8] JORDAN, R. M., und H. G. CROM: J. Animal Sci. **16**, (1957) S. 118
[9] LILLIE, R. J., J. R. SIZEMORE und C. A. DEUTON: Poultry Sci **35** (1956) S. 316
[10] MATTHIAS, W.: J. of Chromatography **6** (1961) S. 333
[11] MCKERNS, K. W., und E. RITTERSPORN: Poultry Sci. **37** (1958) S. 433
[12] NABER, E. C., und C. L. MORGAN: Con pp. 159 (1955)
[13] NABER, E. C., und C. L. MORGAN: Poultry Sci. **35** (1956) S. 888
[14] REYNTENS, N., und F. OKERMAN: Rev. Agric. (Bruxelles) **10** (1957) S. 360
[15] ROJAHN, J., und J. WAGNER: Arch. Tierernähr. **11** (1961) S. 145
[16] ROMOSER, G. L.: Proc. Univ. Maryland Nutr. Conf. Feed Manufactures **41** (1955)
[17] ROUTH, J. L.: J. Nutrit. **24** (1942) S. 399
[18] SCOTT, H. M., und L. F. PAYNE: Kansas Rept. **102** (1926) S. 156
[19] SLINGER, S. J., W. F. PEPPER und D. C. HILL: Poultry Sci. **34** (1955) S. 919
[20] STUTZER, A.: J. Landwirtsch. **28** (1881) S. 105
[21] SULLIVAN, T. W., und E. L. STEPHENSON: Poultry Sci. **36** (1957) S. 361
[22] WAGNER, J.: Kühn-Arch. **71** (1957) S. 1
[23] WAGNER, J.: Habilitationsschrift, Naturw. Fak. Halle 1962
[24] WILDER, O. H. M., und P. C. OSTBY: Poultry Processing Marketing **59** (1) (1953) S. 11
[25] WILDER, O. H. M., P. C. OSTBY und B. R. GREGORY: Poultry Sci. **34** (1955] S. 518

Eingegangen: 1. Oktober 1962

31034

MIX

Papier | Fördert
gute Waldnutzung

FSC® C083411

Zeitfracht Medien GmbH
Ferdinand-Jühlke-Straße 7
99095 Erfurt, Deutschland
produktsicherheit@kolibri360.de